Inhalt

Vorwort

„Also, Sahnequark esse ich nie", sagte meine Patientin eindrucksvoll bestimmend. „Aber der hat doch nur 11 % Fett", informierte ich wohlwollend. „Wieso 11 %? Der hat ganze 40 %, das steht auf der Packung!" „Ja, aber doch 40 % i.Tr. – das heißt in der Trockenmasse. Sie müssen das Wasser abziehen. Dann bleiben 11 % Fett übrig." „Dann kann ich auch wieder Milch mit 3,5 % Fett trinken, da ist noch mehr Wasser drin." „Nein, bei der Milch ist der absolute Fettgehalt angegeben." Spätestens jetzt war die Patientin verwirrt und ärgerlich zugleich. Verständlich, denn wer kann schon zutreffend feststellen, wie viel Fett in unseren Lebensmitteln wirklich steckt?

Da streut man die „gesunden" Nüsse über's Müsli und ahnt nicht, dass die Kalorien in Nüssen oder Samen zu 80 % reine Fettkalorien sind. Die 200-Gramm-Erdnusspackung zum Fernsehen reicht gerade für einen „Tatort", aber liefert die Fettmenge für fast zwei ganze Tage. Wie viel Fett haben eigentlich knusprige Chips, Mettwurst oder Nussnougatcreme?

Nur Fett macht fett! Darum wollen immer mehr kluge Esser und Einkäufer wissen, wo welche Menge Fett enthalten ist. Selten informiert die Packungsaufschrift in Deutschland. Anders in den USA, dort ist der Fettgehalt immer exakt als „Nutrition Facts" aufgedruckt.

Birgit und Thomas Ellrott sind darum für Sie in die Supermärkte gegangen. Sie haben die Lebensmittelhersteller befragt. In diesem Buch erfahren Sie alles über das Fett in unseren Lebensmitteln. Und eben noch viel mehr! Die beiden Autoren machen Ihnen Vorschläge, wie fettreiche gegen fettarme oder gar fettfreie Lebensmittel ausgetauscht werden können. Und das ohne Geschmacksverlust. So können Sie gleich beim Einkaufen mit dem richtigen Griff ins Regal jede Menge Fett sparen und so eine gute Figur machen.

Das moderne, wissenschaftlich gesicherte Rezept für gutes Essen und ansehnliche Figur heißt: Augenmaß beim Fett. Zugreifen bei Kohlenhydraten, wie Kartoffeln, Gemüse, Nudeln, Reis, Brot, Obst und auch – ja Sie lesen richtig – Zucker. Wer Fett spart, nimmt ab und ernährt sich besser.

Thomas Ellrott als Ernährungsmediziner und Birgit Ellrott als praxiserprobte Ernährungsexpertin sind ein kompetentes Team. Ihre Tipps und Ratschläge helfen Ihnen, sich im Supermarkt fettarm zu orientieren. Denn Essverhalten beginnt beim Einkaufen! Zahlreiche Vorschläge sind in diesem Buch anschaulich bebildert. Sie selbst wählen aus der Fülle – ganz nach Ihrem Geschmack.

Abnehmen kann man ziemlich leicht – auch mit unsinnigen Methoden. Aber Gewichthalten, das ist die große Aufgabe, die nur mit Augenmaß für Fett gelingen kann. Dieses Buch trainiert Ihr Augenmaß auf angenehme, aber wirkungsvolle Weise. Es ist ein Training für Ihr Leben, ein Leben mit besserer Lebensqualität. Ich wünsche Ihnen eine appetitliche Reise durch die vielen Vorschläge für ein besseres Essen.

Prof. Dr. Volker Pudel
Leiter der Ernährungspsychologischen
Forschungsstelle
Zentrum Psychologische Medizin
Universität Göttingen

Einleitung

Liebe Leserinnen, liebe Leser,

fettarm Essen heißt fettarm Einkaufen! Alles Fett, was die Menschen im Supermarkt einkaufen, das verspeisen sie auch. Denn in Deutschland werden keine Lebensmittel weggeworfen. Der alltägliche Griff in das Supermarktregal stellt die Weiche für fettarmes oder fettreiches Essen, nicht der seltene Griff zum Low Fat Kochbuch im häuslichen Bücherregal.

Fettarm Einkaufen ist bei der Fülle des Angebots im Supermarkt gar nicht so leicht. Es wäre leichter, wenn alle Lebensmittel einen Aufdruck mit dem Fettgehalt tragen würden. Eine Nährwertinformation mit dem Fettgehalt ist aber noch immer eher die Ausnahme als die Regel, weil sie für die meisten Lebensmittel nicht gesetzlich vorgeschrieben ist.

Fettfalle Supermarkt hat für Sie Supermärkte besucht, Hersteller angeschrieben, Nährwerttabellen gewälzt, Fachliteratur und das Internet durchsucht, um Informationen über den Fettgehalt der Lebensmittel zu bekommen. Mit diesen Informationen gelingt es, erfolgreich nach fettarmen Alternativen zu suchen.

Wenn der Fettgehalt eines Lebensmittels in *Fettfalle Supermarkt* abgedruckt ist, stammt diese Information aus einer der drei folgenden Quellen: 1. Angabe des Herstellers (Packungsaufdruck, Internetseite, Zusendung per Brief, Fax oder Email). 2. Analyse aus der Fachzeitschrift *DGE-Info* der Deutschen Gesellschaft für Ernährung. 3. Nährwertangabe in der Nährwerttabelle *Kalorien mundgerecht* (siehe *Lesetipps*).

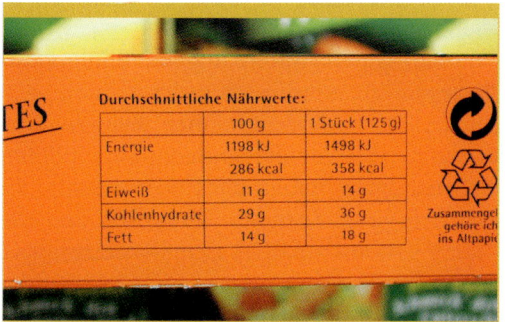

Durchschnittliche Nährwerte:	100 g	1 Stück (125 g)
Energie	1198 kJ	1498 kJ
	286 kcal	358 kcal
Eiweiß	11 g	14 g
Kohlenhydrate	29 g	36 g
Fett	14 g	18 g

Hersteller-angabe des Nährwert-gehalts auf der Packung

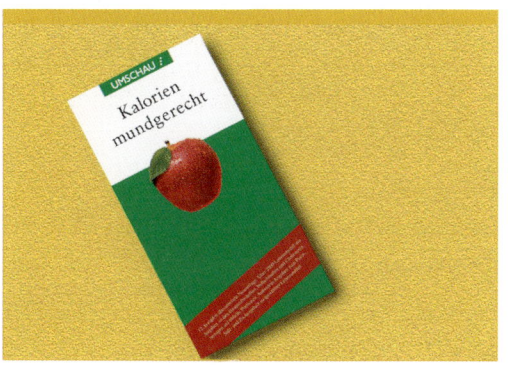

Nährwertanalysen

In der Beratung werden Sie nach Energie- und Nährwertangaben von Firmenprodukten gefragt, und Sie brauchen diese zur Berechnung von Ernährungsprotokollen. Deshalb publizieren wir Nährwertanalysen der unterschiedlichsten Hersteller. Sie sind nicht als Produktwerbung anzusehen.

Hersteller: Birkel Teigwaren GmbH, Schüttelgrabenring 3b, 71332 Waiblingen
Produkt: Teigwaren, Schnellgerichte   Stand: Dezember 1999

100 g enthalten durchschnittlich	Inhalt/Packung	kJ	kcal	E g	F g	KH g
Birkel's No. 1 Hartweizen-Eiernudeln						
Alle Sorten (17)	250/500 g	1505	355	13	3	69
Birkel Pasta Pura						
Alle Sorten (6)	500 g	1485	350	13	2	70
Birkel's No. 1 Spezialitäten						
Bändchen; Bauernhof Spätzle	250 g	1505	355	13	3	69
Grüne Spinatos	250 g	1485	350	13	2	70
Birkel Nudel up						
Bolognese mit Rindfleisch	250/400 ml	379	91	5	4,5	7,5
Tomate-Champignon	250/400 ml	180	43	1,4	1,1	6,8
Tomate-Kräuter	250/400 ml	149	35	1,4	0,2	6,9
Birkel Minuto						
Bolognese Art	60 g ergibt 250 ml	491	117	ca. 3	ca. 5	ca. 15
Französische Zwiebelsuppe	60 g ergibt 250 ml	429	103	ca. 2	ca. 7	ca. 8
Frühlingstopf mit Hühnerfleisch	49 g ergibt 250 ml	349	83	ca. 2	ca. 3	ca. 12
Gulaschtopf	59 g ergibt 250 ml	404	96	ca. 3	ca. 4	ca. 13
Hühnercremetopf	65 g ergibt 250 ml	466	111	ca. 3	ca. 5	ca. 15
Kartoffelpüree mit Lauch und Speck	41 g ergibt 250 ml	232	55	ca. 2	ca. 1	ca. 10
Kartoffeltopf mit Croutons	45 g ergibt 250 ml	349	83	ca. 2	ca. 3	ca. 12
Käse-Nudeltopf mit geräuchertem Speck	65 g ergibt 250 ml	491	117	ca. 3	ca. 5	ca. 15
Nudelrahmtopf	60 g ergibt 250 ml	474	113	ca. 3	ca. 5	ca. 14
Pilztopf mit Champignons	60 g ergibt 250 ml	474	113	ca. 2	ca. 5	ca. 15
Rahshamentopf mit Rindfleisch	48 g ergibt 250 ml	335	80	ca. 2	ca. 4	ca. 9
Spaghettini mit Tomatensoße	67 g ergibt 250 ml	431	103	ca. 3	ca. 4	ca. 14
Toskana Topf mit 6 Gemüsesorten	54 g ergibt 250 ml	403	96	ca. 2	ca. 4	ca. 13

Alle Angaben beruhen auf Unterlagen des Herstellers.

Nährwert-analysen in der Fachzeitschrift DGE-Info

Kalorien mundgerecht: Nährwert-angaben für über 2500 Lebensmittel

Viele Hersteller haben geantwortet und uns Nährwertinformationen übersendet. Lebensmittel von Herstellern, für die uns keine Nährwertinformationen aus einer der drei obigen Quellen vorlagen, sind im Buch nicht mit genauen Fettgehalten abgedruckt. Die den Lebensmitteln zugrunde liegenden Rezepturen werden manchmal von den Herstellern geändert, daher können sich auch die Fettgehalte ändern. Bei anderen Lebensmitteln haben die Rohstoffe natürliche Schwankungen im Fettgehalt und die Nährwertangaben sind Durchschnittswerte (z. B. bei Fischkonserven aus Hering oder Makrele). Zu jeder neuen Auflage dieses Buchs werden die Nährwertgehalte überarbeitet und aktualisiert.

Das Fettsparen macht besonders bei den Lebensmitteln Sinn, die häufig verzehrt werden und im Durchschnitt viel Fett liefern. Bei den meisten Menschen sind das Streichfette, fettes Fleisch und fette Wurst, fettreiche Käsesorten und Milchprodukte, aber auch fettreiche Backwaren und Süßigkeiten. Im Einzelfall können Backwaren und Süßigkeiten jedoch mehr als 50 % des täglichen Fetts ausmachen.

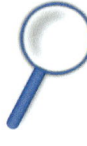

Die wesentlichen Fettquellen in Deutschland

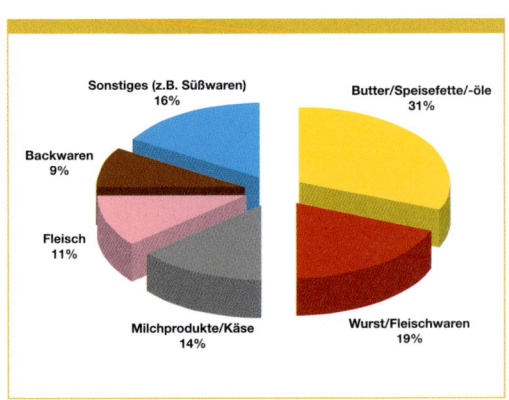

Probieren Sie unsere vielen Vorschläge und finden Sie Ihre fettarmen Alternativen im Supermarkt.

Die Rückmeldungen zur ersten Auflage von *Fettfalle Supermarkt* waren sehr positiv: „Ein hilfreicher Ratgeber für den täglichen Einkauf" schrieb die Hamburger Morgenpost, „in dem Büchlein werden – anschaulich bebildert – gängige fettarme und fettreiche Lebensmittel gegenübergestellt" die Zeitschrift Brigitte. Für die zweite Auflage wurde das Buch nun komplett überarbeitet und aktualisiert, denn das Lebensmittelsortiment ändert sich rasch. Das immer aktuellere Thema der zunehmenden *Portionsgrößen* finden Sie im Kapitel *Vorsicht Portionsgröße!* neu im Buch.

Viel Spaß beim Einkaufen und
guten Appetit wünschen

Dr. med. Thomas Ellrott und Birgit Ellrott

PS: Der Text wird illustriert an Beispielen bekannter und namhafter Produkte, die lediglich beispielhaften Charakter haben und allein der Illustration dienen. Es ist weder bezweckt, einzelne Produkte gegenüber anderen hervorzuheben, noch sie gegenüber anderen herabzusetzen.

10 gute Gründe für fettarme Lebensmittel

1. Übergewicht

Zuviel Fett macht fett! Menschen werden übergewichtig, weil sie mehr Fett verspeisen, als der Körper verbrennen kann. Überschüssiges Fett wird am Bauch und auf den Hüften für Notzeiten eingelagert. Je mehr Fett Menschen essen, um so übergewichtiger, je weniger, um so schlanker sind sie im Durchschnitt. Übergewichtige, die Fett sparen, weil sie statt fettreicher Lebensmittel fettarme Alternativen auswählen, nehmen langsam aber langfristig ab (siehe *Häufige Fragen zum Buch – FAQ*). Normalgewichtige verhindern durch eine fettarme Kost eine Gewichtszunahme. Fett steckt besonders in Streichfetten, Ölen, fetten Fleisch- und Wurstsorten, fetten Käsesorten, fettreichen Milchprodukten, Kuchen und manchen Süßwaren.

2. Geschmack

Ganz ohne Fett schmeckt es nicht! Richtig, denn Fett ist ein wichtiger Geschmacksträger. „Ganz ohne Fett" ist auch die völlig falsche Botschaft. Es geht allein um etwa $1/3$ weniger Fett: 60 – 70 Gramm Fett für Frauen, 80 – 90 Gramm für Männer. Das ist immer noch soviel Fett, dass Geschmack und Genuss nicht leiden müssen. Bei manchen Lebensmitteln schmeckt es sogar besser, wenn weniger Fett enthalten ist: Eine fettreduzierte Leberwurst enthält mehr qualitativ hochwertiges mageres Fleisch und schmeckt sogar besser als eine normale Leberwurst mit hohem Schwarten- und Speckanteil.

3. Fitness

Sportler die gewinnen wollen, essen … viel Kohlenhydrate und wenig Fett! Für Leistungsfähigkeit und Ausdauer sind Nudeln, Reis, Brot, Getreideflocken und Müsli, Obst, Obstsäfte, Gemüse sowie Kartoffeln die besten Energiequellen. Diese Lebensmittel sind kohlenhydratreich und enthalten kein oder kaum Fett. Ein Jan Ullrich oder Erik Zabel würde bei der Tour de France nicht so gut abschneiden, wenn er als Rennnahrung hauptsächlich fette Wurst und fettes Fleisch, sahnige Aufläufe, dick mit Butter bestrichene Brote, fettreichen Käse, Frittiertes oder fett Gebratenes verspeisen würde.

4. Das Rezept der Erfolgreichen

Abnehmen ist keine Kunst, das wissen Übergewichtige aus eigener Erfahrung. Das Problem ist der unweigerliche Jojo-Effekt, der sich nach jeder Diät fast gesetzmäßig einstellt. Dennoch schaffen es einige wenige Menschen, erfolgreich abzunehmen und das Gewicht ohne Jojo-Effekt zu halten. Eine große amerikanische Studie wollte herausfinden, was diese Erfolgreichen von den vielen Menschen unterscheidet, die nach Diäten wieder zunehmen. Zwei wesentliche Erfolgsrezepte zeichnen Menschen aus, die ihr Gewicht nach hoher Gewichtsabnahme lange Zeit halten können: 1. Sie essen deutlich weniger Fett und 2. Sie sind körperlich viel aktiver. Übergewichtige essen 40 und mehr Prozent der täglichen Kalorien (Kalorien = die Energie, die in Lebensmitteln enthalten ist) in Form von Fett. Das entspricht 100 bis 140 Gramm Fett am Tag. Die langfristig Erfolgreichen dagegen essen weniger als 25 % ihrer Kalorien als Fett. Das sind etwa 60 Gramm Fett am Tag.

5. Kalorienzählen funktioniert nicht

Kalorienzählen überfordert die Menschen schlichtweg. Alles Verspeiste und Getrunkene muss gezählt werden: Vom Radieschen bis zur Schweinshaxe, von der Light-Limonade bis zum Schnaps. Menschen, die Kalorien zählen, essen immer mit einem schlechten Gewissen, da jeder Bissen das Kalorienkonto füllt. So verwundert es wenig, dass die meisten Kalorienzähler nicht lange durchhalten. Eine dänische Studie hat gezeigt, dass Kalorienzählen eine schlechte Langzeitstrategie zum Halten des Gewichts ist, nachdem Menschen abgenommen haben. Die dänischen Versuchsteilnehmer haben mit Kalorienzählen 87 % des Gewichts wieder zugenommen, das sie 2 Jahre zuvor abgenommen hatten. Weitaus besser hingegen konnten jene Versuchteilnehmer ihr Gewicht halten, die lediglich das Fett im Essen reduziert haben. Sie hatten nach 2 Jahren gerade 42 % der abgenommenen Kilos wieder zugelegt. Wäre noch eine Portion Bewegung hinzugekommen, hätten die fettarmen Esser wahrscheinlich nicht oder kaum zugenommen.

6. Satt werden

Fett macht satt. Aber Kohlenhydrate und Eiweiß machen noch satter! Fairerweise muss man die sättigende Wirkung eines Nährstoffs ins Verhältnis zu seinem Energiegehalt setzen. Was nützt es, wenn ein Nährstoff zwar schön satt macht, auf der anderen Seite aber extrem viel Energie (= Kalorien) enthält? Und genau so sieht die Sache beim Fett aus. 100 Gramm reines Fett (z.B. aus 200 g Erdnüssen) macht zwar ganz schön satt, liefert dafür aber geschlagene 900 Kalorien. 100 Gramm Kohlenhydrate (z.B. in 400 g gekochten Nudeln) machen auch gut satt, dieses Sattheitsgefühl gibt es aber schon für 400 Kalorien. Schließlich sättigen 100 Gramm Eiweiß (z.B. aus 1 Pfund Putenfilets) hervorragend und schlagen wie die Kohlenhydrate nur mit 400 Kalorien zu Buche. Vergleicht man die Sättigungswirkung pro Kalorie, dann machen Eiweiß und Kohlenhydrate deutlich besser satt als Fett.

7. Lebensqualität

Diäten führen zu einem deutlichen Verlust von Lebensqualität. Fettarm essen hat hingegen nichts mit einer Diät gemein. Im Gegenteil: es ist eine erfolgreiche Langzeitstrategie für mehr Fitness und weniger Gewicht. Eine Einschränkung für Genuss und Geschmack gibt es nicht. Die vielen fettarmen Alternativen sind in Punkto Geschmack allemal genau so attraktiv. Das Schöne: Nichts ist verboten und alles darf gegessen werden – natürlich auch mal das eine oder andere Fettnäpfchen. Wer im Alltag fettarm isst, für den sind fettreiche

Feste und Feiern kein Problem. Wenn trotzdem noch langsam aber langfristig die Pfunde verschwinden, was will man mehr! Weiterhin genießen können und trotzdem abnehmen, kein Wunder dass sich die Lebensqualität sogar verbessert.

8. Zucker ist nicht das Problem

Das Vorurteil, Zucker macht dick, ist zwar populär, aber falsch! Im Gegenteil, ein verstärkter Verzehr von Kohlenhydraten in Form von Stärke und Zucker ist eher mit einem niedrigeren Gewicht verbunden. Die Menschen, die jedes Gramm Zucker sparen, langen meist beim Fett besonders zu. Und das ist für das Gewicht viel ungünstiger. Kohlenhydrate und Fette haben eine unterschiedliche Funktion im Körper: Kohlenhydrate, und Zucker gehört zu den Kohlenhydraten, werden bevorzugt verbrannt, Fett bevorzugt gespeichert.

9. Veranlagung

Am Kriegsende gab es in Deutschland praktisch keine übergewichtigen Menschen. Die Gene und damit die Veranlagung zu Übergewicht haben sich in den letzten 55 Jahren nicht geändert. Dennoch sind die Menschen heute dicker denn je! Das Problem Übergewicht muss also etwas mit unseren heutigen Lebensbedingungen zu tun haben. Ganz klar: Fettreiches Essen im Überfluss und viel weniger körperliche Aktivität sind die Ursachen. Wer etwas ändern will, packt das Problem am besten von beiden Seiten gleichzeitig an. Eines aber geben die Gene doch mit auf den Weg, den Spielraum jedes Menschen, sein Gewicht zu beeinflussen. Stark Übergewichtige („Adipöse") haben weniger Spielraum, als manch Normalgewichtiger. Für sie kann es ein großer Erfolg sein, 10 oder 20 kg abzunehmen, selbst wenn sie dann noch um einiges von ihrem Normalgewicht entfernt sind.

10. Empfehlung der Deutschen Gesellschaft für Ernährung

Die Deutsche Gesellschaft für Ernährung in Bonn (www.dge.de) ist der oberste Ernährungshüter der Republik. Die Experten in Bonn haben 10 Regeln formuliert, die Ihnen helfen sollen, genussvoll und gesund erhaltend zu essen. Die 5. Regel lautet:

> ### *Wenig Fett und fettreiche Lebensmittel*
>
> *Fettreiche Speisen schmecken zumeist besonders gut. Zuviel Nahrungsfett macht allerdings fett und fördert langfristig die Entstehung von Herz-Kreislauf-Krankheiten und Krebs. Halten Sie darum das Nahrungsfett in Grenzen. 70 – 90 Gramm Fett, möglichst pflanzlicher Herkunft, am Tag, d.h. ein gutes Drittel weniger als bisher, liefern ausreichend lebensnotwendige (essentielle) Fettsäuren und fettlösliche Vitamine und runden den Geschmack der Speisen ab. Achten Sie auf das unsichtbare Fett in manchen Fleischerzeugnissen und Süßwaren, in Milchprodukten und Gebäck.*

Wie das geht, zeigt Ihnen jetzt *Fettfalle Supermarkt*!

Süßigkeiten

Unser Rundgang durch den Supermarkt startet an den süßen Regalen. Wahre Süß-Fans ahnen nichts Gutes? Ganz so arg ist die Situation aber nicht, denn selbst in den süßen Regalen stehen viele fettarme Alternativen, die es zu entdecken gilt. Der Name Süßigkeiten ist für viele dieser Lebensmittel nicht ganz passend. Süß deutet auf Zucker und damit auf den Nährstoff Kohlenhydrate hin. Viele Süßigkeiten enthalten jedoch mehr Kalorien in Form von Fett, als in Form von Kohlenhydraten (Zucker).

Nehmen wir klassische Vollmilch-Schokolade. Ein Blick in *Kalorien mundgerecht* erbringt pro 100 Gramm-Tafel: 56 g Kohlenhydrate, 32 g Fett, 7 g Eiweiß. Da Kohlenhydrate, Fett und Eiweiß jedoch unterschiedlich viel Kalorien pro Gramm enthalten (siehe auch *10 gute Gründe für fettarme Lebensmittel: Satt werden*), sieht es auf der Kalorienseite ganz anders aus:

> *56 g Kohlenhydrate x 4 kcal pro Gramm Kohlenhydrate macht 224 Kohlenhydratkalorien.*
>
> *32 g Fett x 9 kcal pro Gramm Fett bringt 288 Fettkalorien.*
>
> *7 g Eiweiß x 4 kcal pro Gramm Eiweiß summiert sich auf 28 Eiweißkalorien.*

Die 540 Kalorien Energie, die in einer Tafel Vollmilch stecken, kommen zu 53 % aus Fett, 41 % aus Kohlenhydraten und 6 % aus

Eiweiß. Damit kommen die meisten Kalorien aus Fett, nicht aus Zucker bzw. Kohlenhydraten. Schokolade zählt zwar zu den Süßigkeiten, vom Nährwertgehalt wäre allerdings „Fettigkeiten" das treffendere Wort.

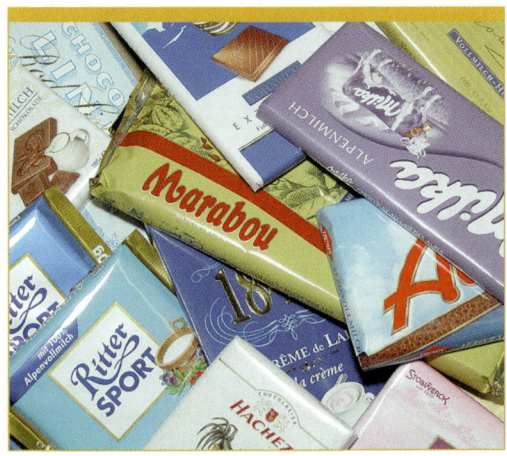

Schokolade: Mehr als die Hälfte Energie aus Fett!

Schokolade und Schokoriegel sind sehr energiedichte Lebensmittel: Viele Kalorien auf kleinstem Raum zusammengepackt. Aus diesem Grund werden sie gern als Expeditionsnahrung genommen, wenn es darauf ankommt, möglichst viel Nahrungsenergie auf engstem Raum zu verstauen. Diese Eigenschaft ist für Extremexpeditionen ideal, für den inaktiven Büromenschen aber wird sie zum Problem. Er hat nach zwei Schokoriegeln nicht das Gefühl, richtig satt zu sein. Und das obwohl zwei Riegel der normalen Größe (nicht King-Size!) fast 35 Gramm Fett und 600 Kalorien enthalten. 4 große Äpfel und 3 Bananen (auch etwa 600 kcal) machen da doch deutlich mehr und länger satt! Hier kommt fast die ganze Energie aus Kohlenhydraten.

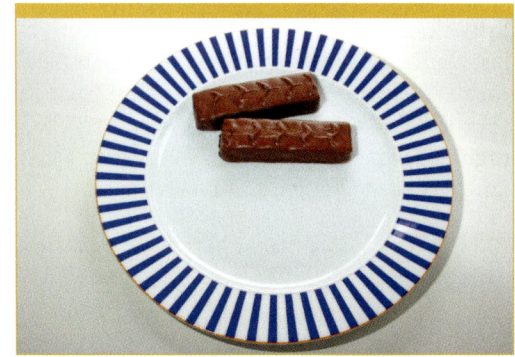

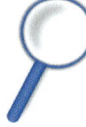

2 Schokoriegel,
4 Äpfel und
3 Bananen:
Jeweils
ca. 600
Kalorien!

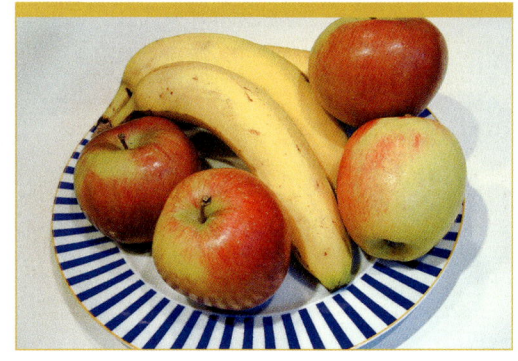

Nicht nur Vollmilchschokolade, sondern auch alle anderen Schokoladensorten sind ähnlich fettreich. Wer selten Schokolade isst, für den fällt der hohe Fettgehalt wenig ins Gewicht. Nimmt man den Durchschnitt aller Bundesbürger, dann zählen Süßwaren als Fettquelle weit weniger als Streichfette, Öle, fettreiche Wurst- und Käsesorten. Für den Durchschnittsbürger ist es daher auch entscheidender, Fett an diesen Stellen zu sparen und nicht bei den seltener verzehrten Süßigkeiten. Für echte schokoladensüchtige „Schokoholics" hingegen kann der üppige Fettgehalt von Schokolade zum Problem an Bauch und Hüften werden. Glücklicherweise gibt es Alternativen, die es zu probieren gilt

Von einer Patientin kommt folgender Tipp: Isst Sie Vollmilchschokolade , dann bleibt es meist nicht bei einer Tafel. Bei sehr dunkler „Herrenschokolade" reichen ihr jedoch wenige Stückchen, den Schokohunger zu stillen. Solche Edelbitter-Schokolade schmeckt viel intensiver nach Schokolade und bringt schon bei wenigen Stücken vollkommenen Schokogenuss. Unter dem Strich bedeutet dies eine Einsparung von Fett, und das obwohl Edelbitter-Schokoladen sogar minimal fettreicher als Vollmilchsorten sind.

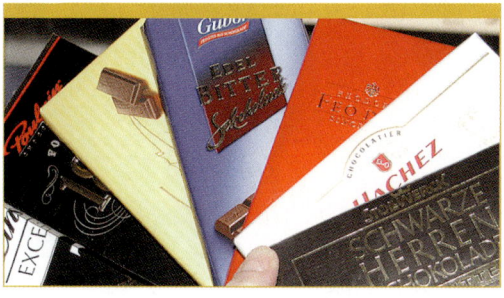

Edelbitter-Schokolade:
**etwa
35 – 40 g
Fett**

je 100 g

Viele Schokoriegel liegen im Fettgehalt ähnlich wie Schokolade selbst. Es gibt aber Unterschiede, die Schokoholics nutzen können. Der Blick auf die Verpackung hilft oft wenig, weil Süßigkeiten meist keine Nährwertinformationen tragen. Eine Nährwertangabe, wie auf Kinder-Schokolade, ist die rühmliche Ausnahme.

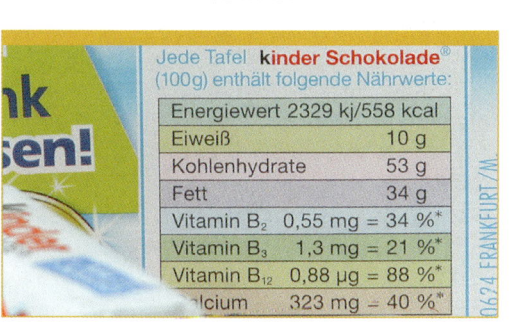

Jede Tafel **kinder Schokolade**®
(100g) enthält folgende Nährwerte:

Energiewert 2329 kj/558 kcal	
Eiweiß	10 g
Kohlenhydrate	53 g
Fett	34 g
Vitamin B$_2$ 0,55 mg = 34 %*	
Vitamin B$_3$ 1,3 mg = 21 %*	
Vitamin B$_{12}$ 0,88 µg = 88 %*	
lcium 323 mg = 40 %*	

0624 FRANKFURT/M

Nährwert-information auf Süßwaren

Für andere Schokosorten und -Riegel findet man diese Informationen häufig in *Kalorien mundgerecht*: Wer hätte gewusst, dass z.B. Mars mit etwa 11 g Fett pro Riegel (normale Größe) einer der fettärmsten Schokoriegel ist. Im Vergleich zu einem Snickers (17 g Fett) sind das immerhin 35 % Fett weniger. Warum? Die Karamellfüllung im Mars ist um einiges fettärmer, als die Erdnussfüllung im Snickers-Riegel.

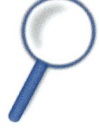

Mars: 1/3 weniger Fett als Snickers

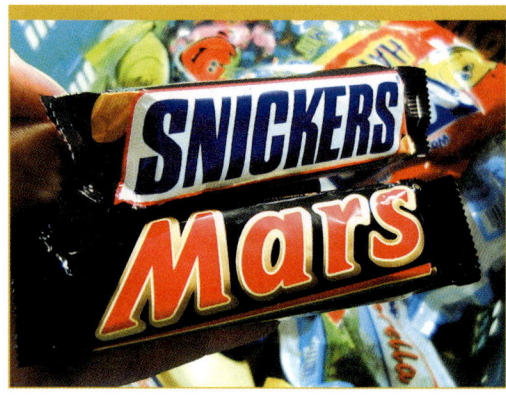

Schokorosinen sind Rosinen mit einem Schokoladenüberzug. Weil Rosinen getrocknete Weintrauben sind, enthalten sie praktisch kein Fett (Trockenobst). Der Fettgehalt von Schokorosinen wird allein durch das Fett aus dem Schokoüberzug bestimmt. Dieser Überzug schlägt bei den Fruties mit 56 % am Gesamtgewicht zu Buche. Damit haben Schokorosinen fast halb so viel Fett wie Schokolade. Aber aufgepasst, in einer Tüte ist mit 200 g doppelt soviel Inhalt wie in einer 100 g Tafel Schokolade (siehe Kapitel *Vorsicht Portionsgröße!*). Selbst diejenigen, die keine Rosinen mögen, sollten trotzdem mal Schokorosinen als Schokoladenalternative probieren. Der starke Schokogeschmack lässt den Eigengeschmack der Rosinen verschwinden. Stecken Erdnüsse, Kokosflocken oder ande- re Nüsse statt Rosinen in einer Schokohülle, dann ist der Fettgehalt jedoch mehr als doppelt so hoch.

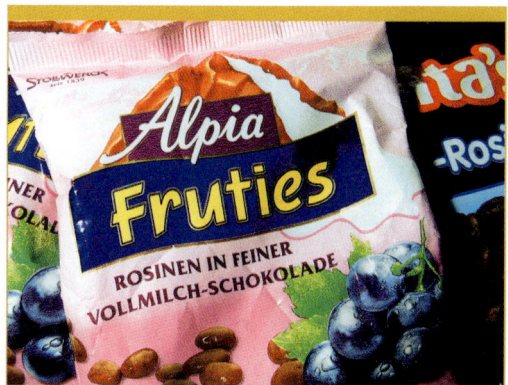

Schokorosinen:
Ca. 15 g Fett

je 100 g

Pralinen enthalten neben einem Schoko- überzug sehr häufig Nuss- oder Nougatfül- lungen und haben damit ebenfalls hohe Fettgehalte. Es gibt jedoch Ausnahmen. Minztäfelchen mit Schokoladenhülle à la After Eight enthalten nur 13 Gramm Fett in 100 Gramm. Etwa 12 solcher Täfelchen ent- sprechen 100 Gramm. Die Minzfüllung ist sehr fettarm und überwiegt den Schokola- denanteil der Umhüllung.

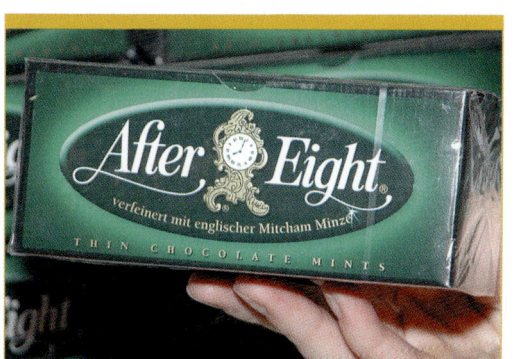

After Eight
Minztäfelchen:
13 g Fett

je100 g

Ganz und gar fettfrei sind Fruchtgummis und Lakritz. Sie enthalten weder Kakaobutter, Kokosfett, Pflanzenöl noch Nüsse. Wer von 100 Gramm Vollmilchschokolade auf 100 Gramm Gummibärchen am Tag umsteigt, der spart sage und schreibe mehr als 10 kg Fett im Jahr:

32 g Fett/Tag x 365 Tage = 11,7 kg !

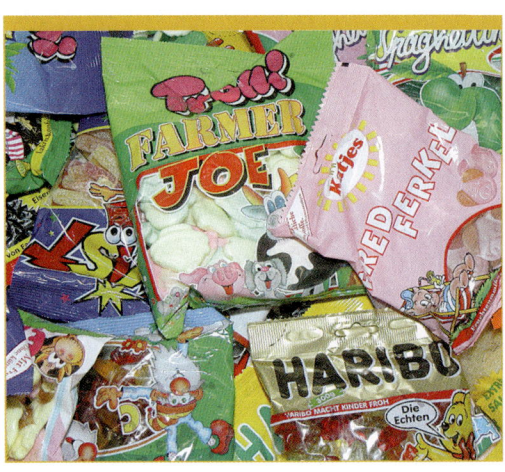

Fruchtgummi und Lakritz: Fettfreie süße Alternativen

Auch die meisten Hart- und Lutschbonbons sind fettfrei, sie bestehen zum allergrößten Teil aus Zucker. Ausnahmen sind Butter-Sahnebonbons und Bonbons mit Schoko-überzug. Deren Fettgehalt liegt aber immer noch deutlich unter dem von Schokolade. Bei den Riesen z. B. gibt es einen kräftigen Schokogeschmack bei deutlich niedrigerem Fettgehalt. Fast alles Fett stammt hier aus dem Schokoüberzug, der aber nur einen Anteil von etwa 30 % am Bonbongewicht ausmacht (siehe auch *Vorsicht Portionsgröße!*).

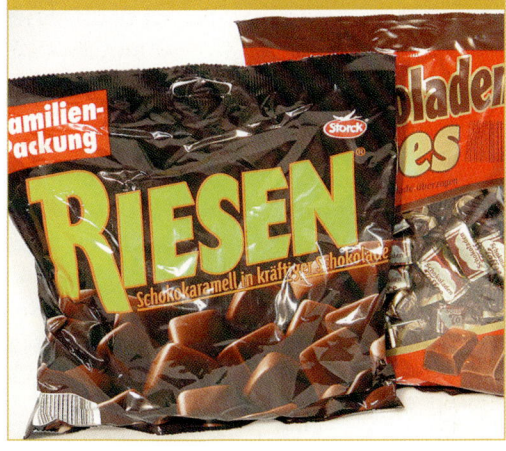

Schoko-
Karamellen mit
Schokoüberzug:
Etwa
50 % weniger
Fett als
Schokolade

Auch Kaubonbons haben einen geringen
Fettanteil, der wichtig für die Kaueigen-
schaften ist. Insgesamt kommen solche
Bonbons auf einen Fettgehalt von etwa 6 %.
Für Süßigkeiten-Schnellesser haben sie
einen Vorteil: Man muss sie einzeln aus-
packen, und das Kauen dauert relativ lange.
Sie lassen sich also nicht so schnell wegput-
zen wie viele andere Süßigkeiten.

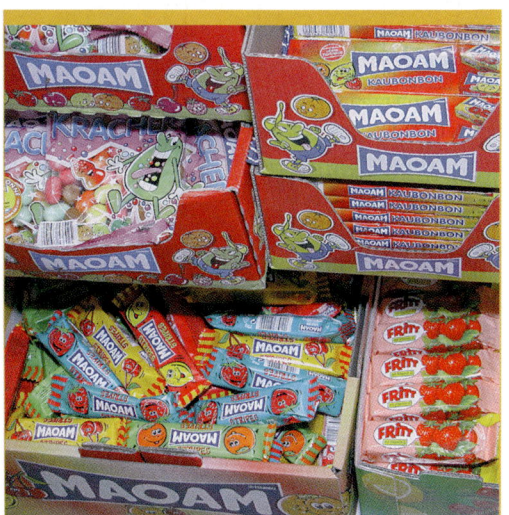

Kaubonbons:
**Fettanteil
ca. 6 %**

Noch länger dauert das Kauen von echten Hartlakritzen. Wer hier eine ganze Tüte von 200 Gramm auf einmal verspeisen möchte, muss sich viel Zeit nehmen und gute Zähne haben. Für das Nebenbei-Essen beim Arbeiten oder Fernsehen (nicht sinnvoll aber die Realität!) sind solche Ohren oder Kätzchen die bessere Wahl: Sie sind extrem geschmacksintensiv und müssen lange gekaut werden. Verglichen mit Weichlakritzen oder Fruchtgummi hat man bestimmt 3 x so lange daran zu kauen. Durch den hohen Anteil an braunem Zuckersirup und Lakritz ist der Mineralstoff-Gehalt (Calcium, Eisen) für Süßigkeiten obendrein noch sehr hoch.

Hartlakritzen: lange was zum Kauen

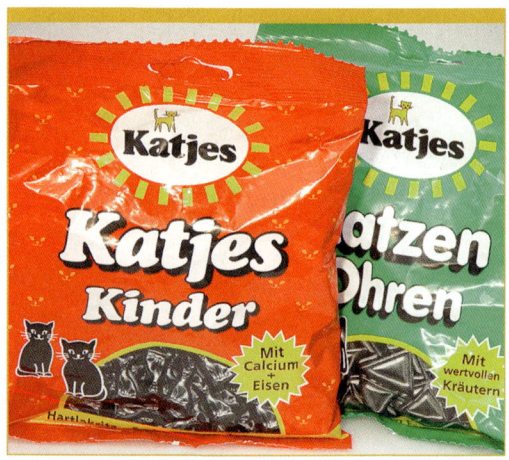

Schließlich sind auch Süßwaren aus Schaumzucker, wie Mäusespeck, Marschmelos und Co. praktisch fettfreie Alternativen zu fettreichen Schokoriegeln und Pralinen. Ganz amerikanisch lassen sich Marschmelos auch über dem Lager- oder Grillfeuer grillen.

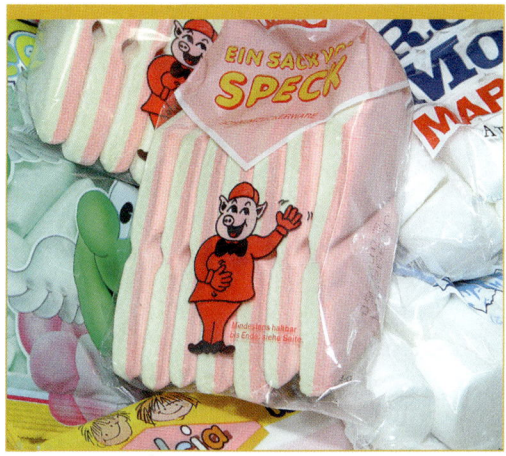

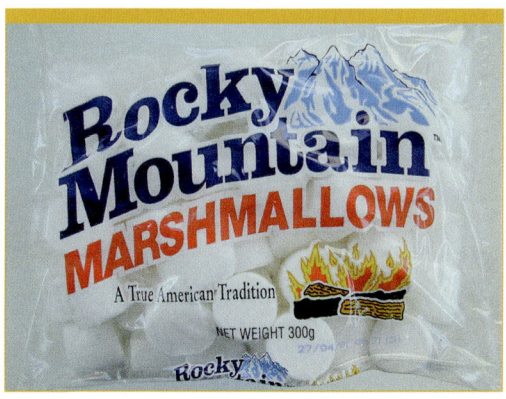

Marschmelos und Schaumzucker sind fettfrei

Kekse
und süßes Gebäck

Diese Regale sind ein wahrer Tummelplatz von allerlei fettreichen Gebäcken, aber natürlich gibt es auch hier fettarme Alternativen. Auf Keksen und Co. ist leider fast nie ein Nährwertgehalt abgedruckt, das macht das Entlarven der Fettfallen nicht einfach. Generell ist Vorsicht angebracht bei Gebäcken aus Blätterteig oder bei Spritzgebäcken. Gebäcke mit Creme-füllungen oder sehr hohem Schokoanteil sind ebenfalls meist fettreich: 100 Gramm können locker 30 Gramm Fett und mehr enthalten. Für Keksfans lohnt es sich also allemal, nach fettarmen Alternativen Ausschau zu halten.

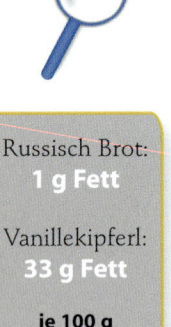

Russisch Brot:
1 g Fett

Vanillekipferl:
33 g Fett

je 100 g

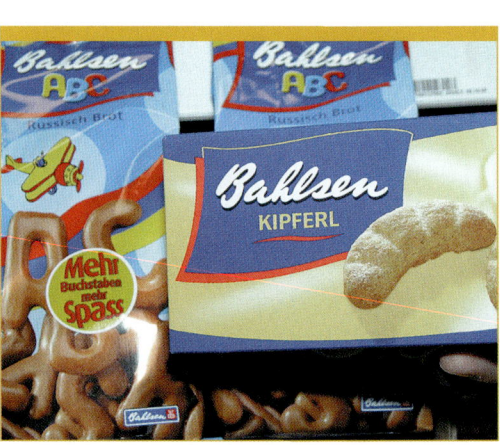

Harmlos anmutende Kipferl enthalten mehr als 30 mal so viel Fett wie das gute alte Russisch Brot. Russisch Brot ist überhaupt das fettärmste Gebäck, das es gibt und DIE Alternative schlechthin. Wer partout nicht auf

Kalorienangaben verzichten möchte, auch hier schlägt Russisch Brot alles andere Gebäck um Längen: 100 Gramm enthalten nur 395 Kalorien, die besagten Kipferl beispielsweise satte 549 Kalorien. Überhaupt scheint das Wort „Brot" in einer Keksbezeichnung wenig Fett zu bedeuten. Auch das selten erhältliche Magenbrot enthält nur sehr wenig Fett.

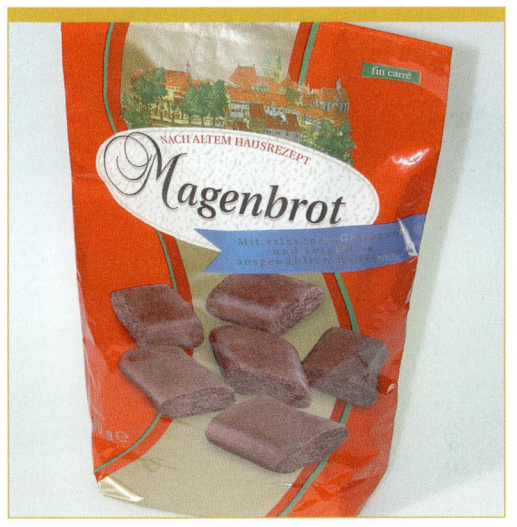

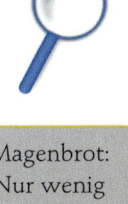

Magenbrot: Nur wenig mehr Fett als Russisch Brot

Selbst Verächter von Russisch Brot sind auf der Suche nach fettarmen Alternativen nicht chancenlos. Machen Sie sich das Butterkeks-Paradoxon zu Nutze! Butterkeks verheißt vom Namen her nichts Leichtes. Denkste, denn ein klassischer Butterkeks, z. B. Bahlsens Leibniz oder De Beukelaers Butterkeks ist richtig fettarm, wenn man ihn mit anderen Keksen vergleicht. Er schlägt gerade mal mit ca. 11 Gramm Fett in 100 Gramm Keks zu Buche. Natürlich steckt in diesen Keksen auch Butter, viel weniger jedoch, als man vom Namen her erwarten würde.

Oft lohnt ein Blick auf die Zutatenliste. Bei Butterkeksen findet man häufig den Butteranteil in % aufgedruckt und kann sich daran gut orientieren. Aber aufgepasst, recht fettarm sind nur die klassischen rechteckigen flachen Butterkekse und einige der Miniaturen (z. B. Bahlsen Zoo). Dänische Buttercookies und anderes Butter-Spritzgebäck enthalten meist viel mehr Butter und kommen schnell auf 25 – 30 Gramm Fett in 100 Gramm.

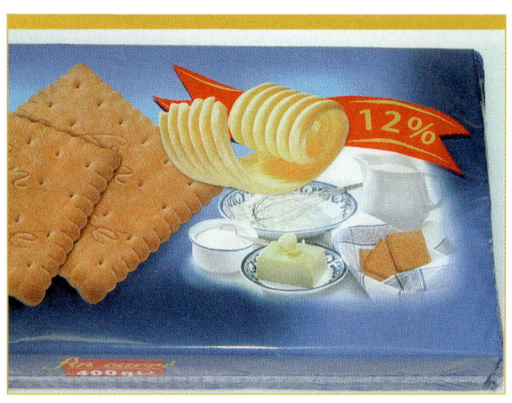

Hier erkennt man den fettarmen Keks auf den ersten Blick: **12 % Butter**

Übrigens: Immer mehr Hersteller stellen die Nährwertinformationen Ihrer Produkte auch ins Internet, selbst die Keks- und Süßwarenfirmen. Schauen Sie einfach unter www.<hersteller>.de nach.

Vollkorn bedeutet nicht automatisch auch fettarm. Im Gegenteil: Viele Vollkorngebäcke sind reich an Nüssen und mit viel Fett gebacken. Auch hier kann ein Blick auf die Zutatenliste oder in *Kalorien mundgerecht* weiterhelfen. Fettarme klassische Butterkekse gibt es zunehmend auch als Vollkorn-Varianten. Vergleicht man die Zutatenliste von Bahlsens Leibniz Butterkeks mit Bahlsens Leibniz Vollkornkeks fällt die höhere

Buttermenge im Vollkornkeks mit 16 % gegenüber 12 % auf. Butter besteht zu 82 % aus Fett. So hat der fertig gebackene Vollkornkeks mit 15 Gramm Fett in 100 Gramm 36 % mehr Fett als ein Butterkeks classico. Für einen Keks immer noch ein guter Wert. Rechnet man noch den hohen Gehalt an Vitaminen, Mineralstoffen, Spurenelementen und Ballaststoffen dazu, dann ist so ein Vollkornkeks ein vortrefflicher Ersatz für fette Kekse und Kuchen.

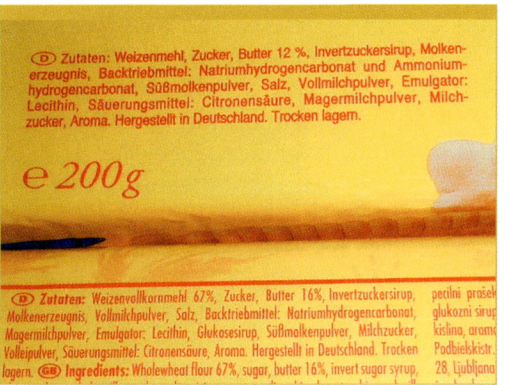

Butterkeks:
**12 %
Buttergehalt**

Vollkorn-
Butterkeks:
**16 %
Buttergehalt**

Zu den fettreichsten Gebäcken zählen mit Nusscreme gefüllte Waffeln, die zusätzlich dick mit Schokolade überzogen sind: Sie enthalten meist mehr als 35 Gramm Fett pro 100 Gramm Keks und liegen im Fettgehalt sogar über vielen Schokoladen. Ein üppiger Schokoüberzug kann auch einen sonst fettarmen Keks schnell zu einer fettreichen Angelegenheit werden lassen.

So sind Butterkekse mit Schokolade zwar lecker, ähneln mit einem Fettgehalt zwischen 25 % und 30 % aber mehr Schokolade als dem klassischen Butterkeks. Die Zutatenliste klärt schnell auf. Bei diesen

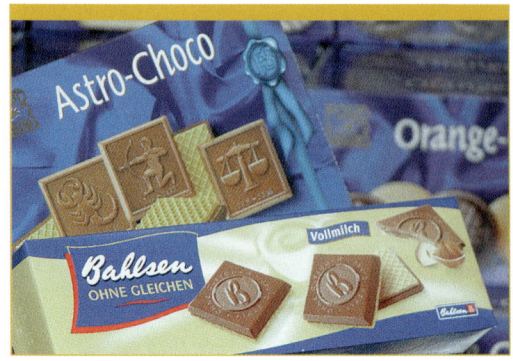

Nusscreme-
gefüllte Waffeln
mit Schoko-
überzug sind
fettreich

Keksen wird gewichtsmäßig viel mehr
Schokolade als Keks eingesetzt, darum ent-
sprechen auch Fettgehalt und Nährwert
mehr dem von Schokolade. Hier liegen die
mit Schokolade überzogenen Minis schon
besser, denn der Schokoanteil ist bei den
Minis niedriger. Sie enthalten um 20 % Fett.
Gleiches gilt für die beliebten Doppelkekse
mit Cremefüllung (z. B. Prinzenrolle). Ihr
Fettgehalt liegt bei etwa 21 %.

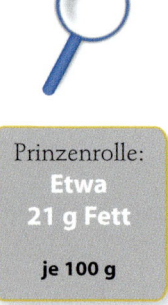

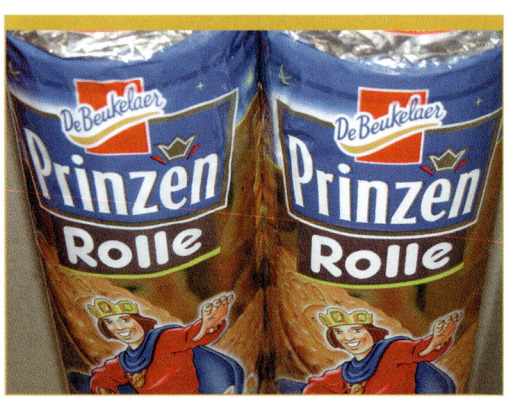

Prinzenrolle:
**Etwa
21 g Fett**

je 100 g

Eine gute Alternative zu fettreichem Spritzgebäck kann Biskuit- oder Eiergebäck sein.
Spritzgebäck ist mit 25 % – 30 % Fett
schwer, Biskuit- oder Eiergebäck mit 5 –
10 % Fett hingegen leicht! Stören Sie sich

nicht an den paar Eiern. Diese enthalten zwar Fett und Cholesterin aber auch sehr viel Wasser. Im gebackenen Keks ist der Eianteil gering und fällt fettmäßig kaum ins Gewicht.

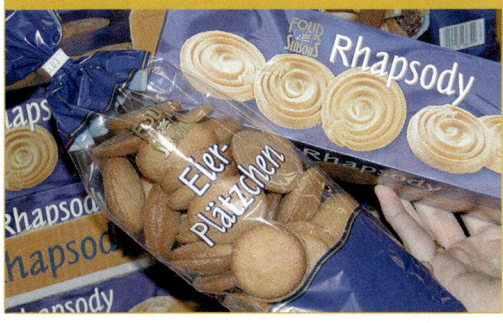

Spritzgebäck: fettreich, Eiergebäck: fettarm

Fruchtgefülltes Biskuitgebäck mit einem kleinen Schokohäubchen ist auch eine gute fettarme Alternative mit etwa 11 % Fettgehalt. Wenn statt einer Schokohaube eine Zuckerglasur auf diesem Gebäck thront, dann ist der Fettgehalt sogar noch geringer.

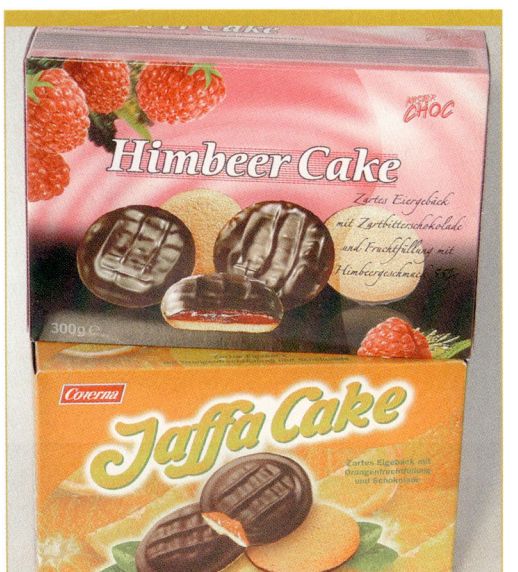

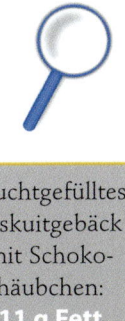

Fruchtgefülltes Biskuitgebäck mit Schokohäubchen: **11 g Fett**

je 100 g

Dem aufmerksamen Beobachter des Keks-
regals im heimischen Supermarkt wird es
nicht entgangen sein, dass es mehr und
mehr amerikanische Cookies mit Choco-
late Chips und/oder Nüssen gibt. Leider
allesamt ziemlich fettreiche Gebäcke mit
häufig über 25 Gramm Fett in 100 Gramm.
Fettreduzierte Varianten gibt es zwar in den
USA, in Deutschland sind diese jedoch noch
nicht gesichtet worden.

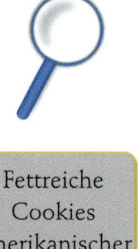

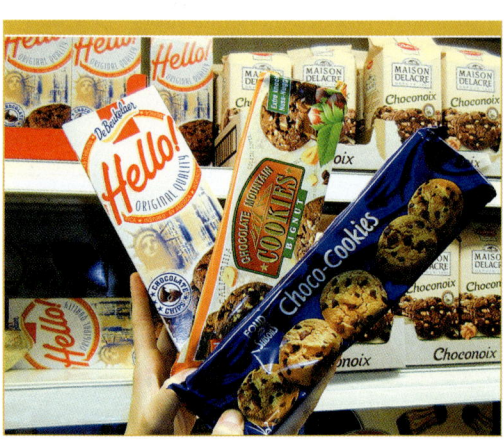

Fettreiche
Cookies
amerikanischer
Art

Dickmanns heißen die bekannten schoko-
überzogenen Schaumküsse. Der Name lässt
nichts Gutes ahnen, aber weit gefehlt, wer
hier eine Fettbombe erwartet. Gerade mal
9 % Fett enthalten die großen Super Dickmanns. Viel fettfreie Schaumfüllung und
wenig Schokolade als Überzug, das erklärt
den niedrigen Fettgehalt. Wer nun denkt,
die niedlichen kleinen Mini Dickmanns
seien ähnlich fettarm, der irrt leider. Durch
einen höheren Schokoanteil im Verhältnis
zur Schaumfüllung enthalten diese fast das
Doppelte an Fett: ca. 17 %. Gleiches gilt für
andere Hersteller: Der Fettgehalt ist umso
niedriger, je größer der Schaumkuss ist.

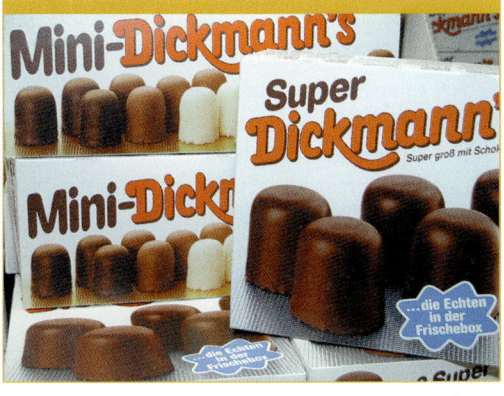

> Super
> Dickmanns:
> **9 g Fett**
> Mini-
> Dickmanns:
> **17 g Fett**
>
> **je 100 g**

Ähnliches gilt für Schaumwaffeln aller Art. Sehr fettarm sind sie, wenn sie keine Schokohülle tragen. Je größer der Waffelteil, der von Schokoglasur umhüllt ist, umso höher liegt der Fettanteil. Je mehr Schaumfüllung unverhüllt bleibt, umso niedriger dürfte der Fettgehalt der Waffel sein.

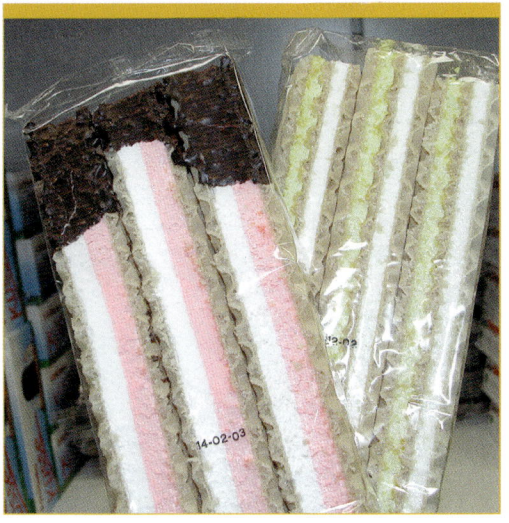

> Der Fettgehalt
> von
> Schaumwaffeln
> hängt von
> der Schoko-
> glasur ab

Cornflakes, Müsli und Co.

Hier macht das Einkaufen so richtig Spaß. Fast nur fettarme Lebensmittel finden sich bei den sogenannten Cerealien (= Getreideprodukte). Und auch die Zubereitung ist eine flotte Sache: Einfach mit Milch aufgießen – fertig. Getreideprodukte sind schnelle und leichte Mahlzeiten und liegen voll im Trend der Zeit. Ein Frühstück oder eine Zwischenmahlzeit aus Cornflakes, fettarmer Milch (1,5 %) und einem Löffel Zucker enthält zum Beispiel nur wenige Gramm Fett. Selbst der Einsatz von Vollmilch (3,5 %) erhöht den Fettgehalt nicht

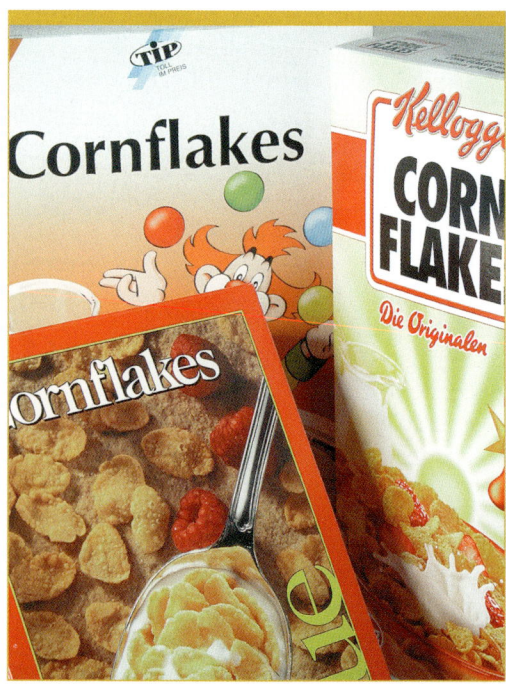

Cornflakes:
Ca. 1 g Fett

je 100 g

allzu stark. Aus Cornflakes und Magermilch (0,3 %) lässt sich gar ein praktisch fettfreies Frühstück bereiten. Statt mit Milch können Cerealien auch ganz nach Belieben mit allen anderen Molkereiprodukten kombiniert werden: Joghurt, Kefir, Quark, Dickmilch u. a.

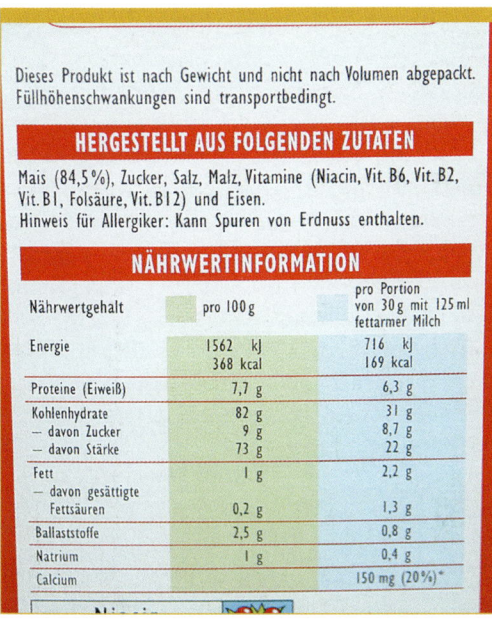

Dieses Produkt ist nach Gewicht und nicht nach Volumen abgepackt. Füllhöhenschwankungen sind transportbedingt.

HERGESTELLT AUS FOLGENDEN ZUTATEN

Mais (84,5 %), Zucker, Salz, Malz, Vitamine (Niacin, Vit. B6, Vit. B2, Vit. B1, Folsäure, Vit. B12) und Eisen.
Hinweis für Allergiker: Kann Spuren von Erdnuss enthalten.

NÄHRWERTINFORMATION

Nährwertgehalt	pro 100 g	pro Portion von 30 g mit 125 ml fettarmer Milch
Energie	1562 kJ 368 kcal	716 kJ 169 kcal
Proteine (Eiweiß)	7,7 g	6,3 g
Kohlenhydrate	82 g	31 g
– davon Zucker	9 g	8,7 g
– davon Stärke	73 g	22 g
Fett	1 g	2,2 g
– davon gesättigte Fettsäuren	0,2 g	1,3 g
Ballaststoffe	2,5 g	0,8 g
Natrium	1 g	0,4 g
Calcium		150 mg (20 %)*

Ein Blick auf die Packung verrät den (niedrigen) Fettgehalt

Den fettarmen Einkauf an diesem Regal erleichtert besonders die Nährwertinformation, die auf fast allen Cerealienpackungen zu finden ist. Daran kann man sich hervorragend orientieren. Die meisten Getreideflocken liegen bei einem Fettgehalt von 1 % – 10 %. Selbst wenn davon eine große Portion (100 g) zum Frühstück verspeist wird, so kommt inklusive Fett aus der Milch deutlich weniger Fett zusammen, als bei einem klassischen Frühstück mit Brötchen/Brot, Streichfett und Wurst bzw. Käse.

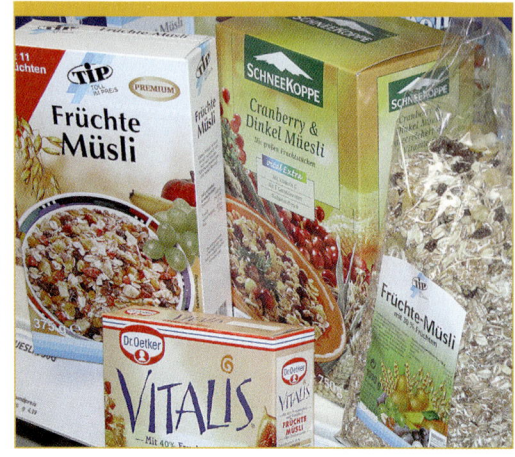

Früchtemüslis:
Fettgehalt
meist unter
10 %

Auch Müslis sind hervorragende schnelle und fettarme Frühstücksalternativen. Früchtemüslis sind am fettärmsten, sie enthalten meist zwischen 3 % und 10 % Fett. Man kann sie auch mit Fruchtsäften statt mit Milch oder Joghurt zubereiten und so weiteres Fett einsparen.

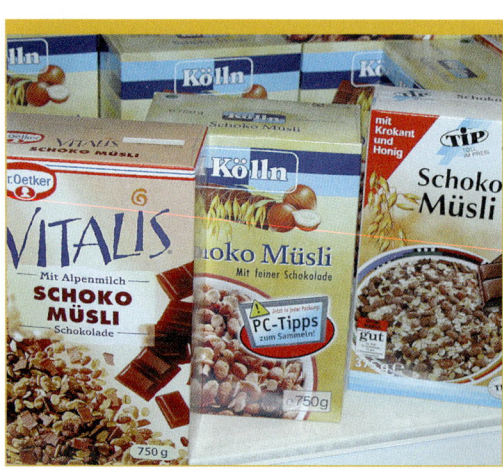

Schokomüslis:
Fettgehalt
zwischen
10 % und 13 %

Schokomüslis lassen vom Namen Fettbomben erwarten, aber das ist ein Irrtum. Auch Schokomüslis haben selten mehr als

10 – 13 % Fett. Wie in den meisten Müslis sind Getreideflocken aus Weizen und Hafer auch bei Schokomüslis die Hauptzutaten. Damit fällt der Schokoanteil wenig ins Gewicht.

Einen höheren Fettanteil können manche Knuspermüslis haben. Diese werden mit Fett und Zucker im Ofen überbacken und schmecken dadurch zwar überaus lecker, enthalten aber auch mehr Fett (bis 20 %). Wer solche Müslis liebt, sollte sie zumindest mit fettarmer Milch oder fettarmem Joghurt (1,5 %) bzw. den mageren Varianten essen. Auch eine gute Idee ist es, Knuspermüslis pur als Knabberei zwischendurch oder beim Fernsehen zu essen. Verglichen mit Chips, Pralinen und Nüssen ist das fettmäßig eine gute Alternative. Ein Blick auf die Packung zeigt die Unterschiede im Fettgehalt von verschiedenen Knuspermüslis. Nussmüslis gehören durch den hohen Nussanteil auch zu den fettreicheren Müslisorten. Wer einen intensiven Nussgeschmack liebt, sollte folgenden Tipp

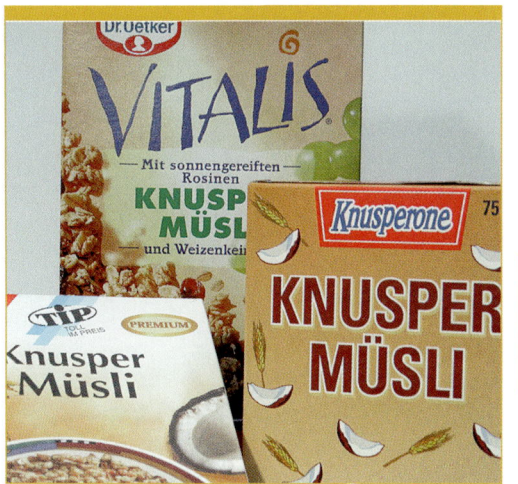

Knuspermüslis:
Lecker,
aber schon
fettreicher

probieren: Mit einem Löffel gerösteter Sesamsaat (geschält oder ungeschält) lässt sich ein intensiver Nussgeschmack in fettarme Müslisorten bringen, ohne den Fettgehalt stark in die Höhe zu treiben.

Werden Müslis als Müsliriegel angeboten, dann können sie jedoch ziemlich fettreiche Zwischenmahlzeiten sein. In Müsliriegeln kommen Zutaten wie Schokolade, Nüsse, Kokosflocken und pflanzliches Öl zum Einsatz, die den Fettgehalt teilweise kräftig ansteigen lassen. Es gibt oft erhebliche Unterschiede im Fettgehalt. Fruchtsorten sind meist viel fettärmer als Schoko- oder Nusssorten.

Müsliriegel
Frucht-Nuss:
**8 g Fett
bis
26 g Fett**

**je 100 g
(100 g = 4 Riegel)**

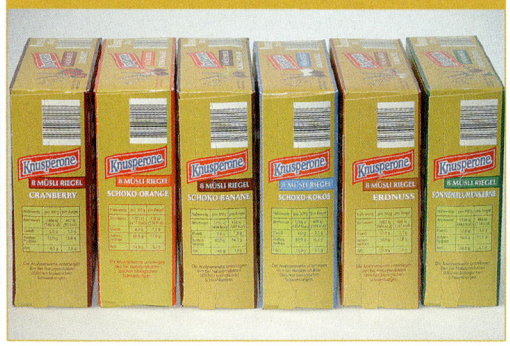

Ein Blick auf die Nährwertdeklaration verschafft den Durchblick: Müslix Riegel liegen bei etwa 4 Gramm Fett pro Riegel (16 – 18 g Fett/100 g). Corny Riegel enthalten zwischen 2,6 Gramm (Cranberry) und 9,7 Gramm Fett (Kokos) pro Riegel, entsprechend 10,3 Gramm bis 38,8 (!) Gramm Fett pro 100 Gramm. Ein Corny Kokos übertrifft mit 38,8 % sogar den Fettgehalt von Schokolade. Die Cranberry Variante dagegen ist eine ideale fettarme Zwischenmahlzeit.

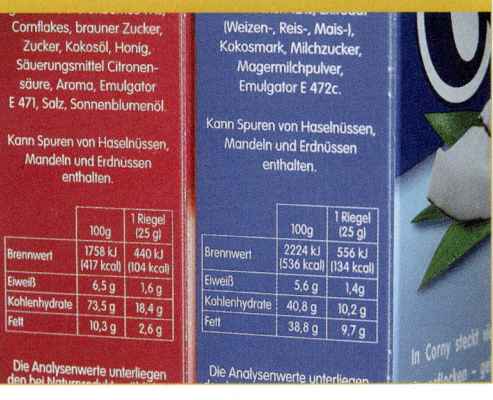

Cornflakes, brauner Zucker,
Zucker, Kokosöl, Honig,
Säuerungsmittel Citronen-
säure, Aroma, Emulgator
E 471, Salz, Sonnenblumenöl.

Kann Spuren von Haselnüssen,
Mandeln und Erdnüssen
enthalten.

	100g	1 Riegel (25 g)
Brennwert	1758 kJ (417 kcal)	440 kJ (104 kcal)
Eiweiß	6,5 g	1,6 g
Kohlenhydrate	73,5 g	18,4 g
Fett	10,3 g	2,6 g

Die Analysenwerte unterliegen
den bei Naturnah...

(Weizen-, Reis-, Mais-),
Kokosmark, Milchzucker,
Magermilchpulver,
Emulgator E 472c.

Kann Spuren von Haselnüssen,
Mandeln und Erdnüssen
enthalten.

	100g	1 Riegel (25 g)
Brennwert	2224 kJ (536 kcal)	556 kJ (134 kcal)
Eiweiß	5,6 g	1,4g
Kohlenhydrate	40,8 g	10,2 g
Fett	38,8 g	9,7 g

Die Analysenwerte unterliegen

In Corny steckt...

Corny
Cranberry:
10,3 g Fett
Corny Kokos:
38,8 g Fett

**je 100 g
(100 g = 4 Riegel)**

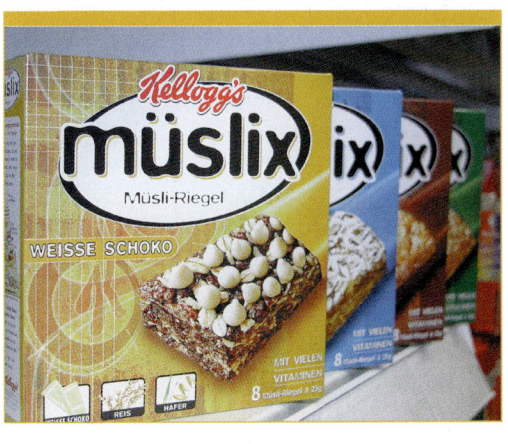

Müslix:
**etwa
16 g Fett**

**je 100 g
(100 g = 4 Riegel)**

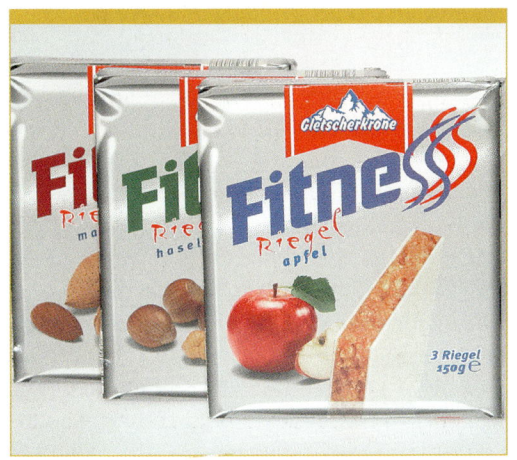

Fitness-Riegel:
Die Apfel-
Variante ist am
fettärmsten
5 g Fett

je 100 g

Marmeladen und Brotaufstriche

Marmeladen, Konfitüren, Fruchtaufstriche und Honige sind fettfreie Brotaufstriche! Viele verschiedene Sorten mit unterschiedlichen Zucker- und Fruchtanteilen stehen zur Auswahl. Hier kann jeder nach seinem Geschmack auswählen. Marmeladen und Co. sind fettfrei – das ist der gute Teil der Botschaft. Viele Menschen streichen unter Marmeladen und Co. aber eine gehörige Portion Margarine oder Butter. Wie man bei den Streichfetten einsparen kann, verrät das Kapitel *Butter, Margarine und Öle*.

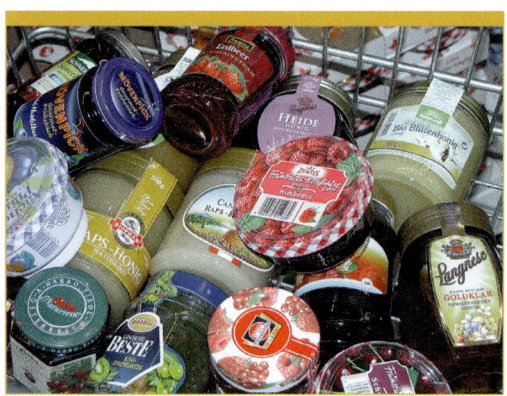

Marmeladen und andere Fruchtaufstriche sind fettfrei

Ein paar fetthaltige Lebensmittel stehen dennoch im Marmeladenregal: Nuss- und Schokocremes sowie joghurthaltige Brotaufstriche. Nutella und Co. sind bei Jung und Alt äußerst beliebte Nussnougatcremes, die gern auf Brot, Brötchen, Knäcke, Reiswaffeln, Kekse, Bananen usw. gestrichen werden. Diese Nussnougatcremes kann man recht gut als streichfähige

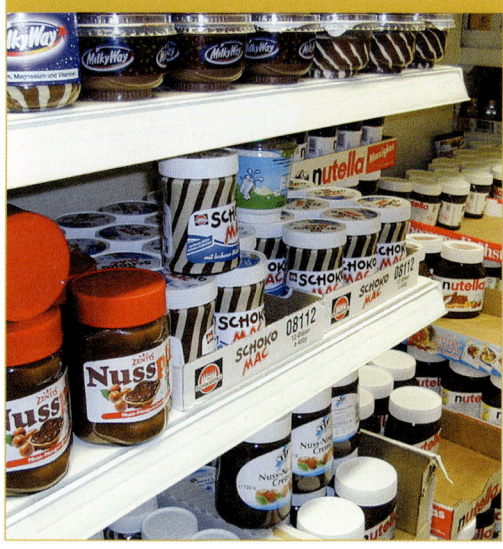

Nussnougat-
und
Schokocremes:
Schokolade
aufs Brot

Schokoladen bezeichnen. Statt harter Kakaobutter wie Schokolade, enthalten die Cremes Pflanzenöle und -Fette. Dadurch sind sie schon bei Zimmertemperatur geschmeidig.

Ein Blick auf die Nährwertinformation auf der Rückseite eines Nutella-Glases zeigt: Fettgehalt 30 g/100 g. Die Fans von Nuss-Nugatcremes tun also gut daran, auf Butter und Margarine drunter zu verzichten und die Cremes nicht zentimeterdick aufzutragen! Dünn und ohne Streichfett auf eine Scheibe Brot oder ein halbes Brötchen gestrichen, hält sich die Fettmenge in Grenzen. Butter und Margarine haben immerhin gut 2 $^1/_2$ Mal soviel Fett, wie die Nuss-Nugatcremes.

Nussmus, z. B. die bekannte Erdnusscreme (Peanut Butter), hat durch den sehr hohen Nussanteil einen erheblichen Fettgehalt, der bei Erdnusscreme etwa 50 % beträgt und

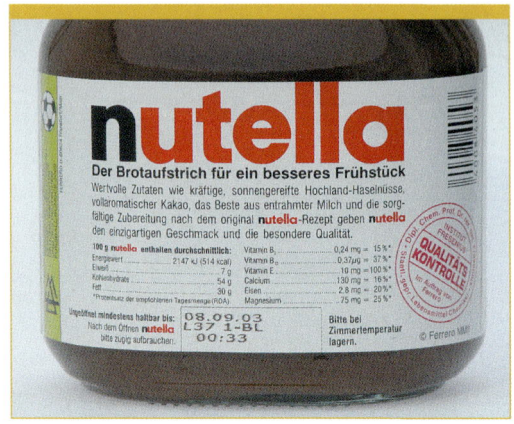

Nutella:
30 g Fett

je 100 g

bei anderen Nussmus-Sorten noch durchaus höher liegen kann. Dafür ist so ein Nussmus sehr geschmacksintensiv und kann dünn aufgetragen werden. Wer es als Butter- oder Margarineersatz verwendet, spart sogar etwas Fett, aber nur wenn er das Nussmus genau so aufträgt, wie vorher Butter- oder Margarine.

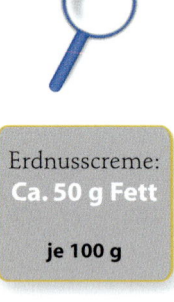

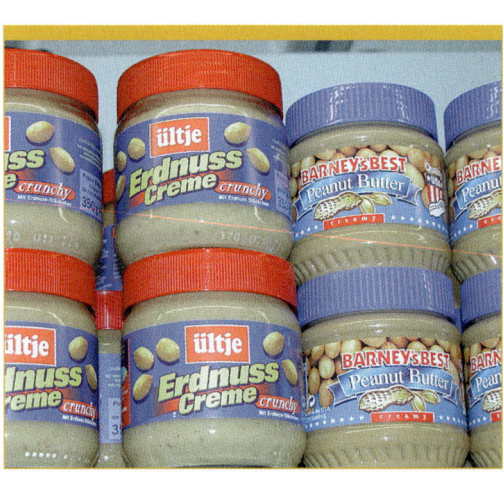

Erdnusscreme:
Ca. 50 g Fett

je 100 g

Zu den fettfreien Alternativen zählen auch sog. Dicksäfte aus Birnen und Äpfeln (Birnenkraut, Apfelkraut). Sie sind aus großen Mengen Früchten hergestellt und enthalten weit mehr Mineral- und Ballaststoffe als Konfitüren. Ähnliches gilt für Zuckerrübensirup.

Neu aus Amerika kommen Marschmelo-Cremes in verschiedenen Varianten, die ebenfalls fettfrei sind.

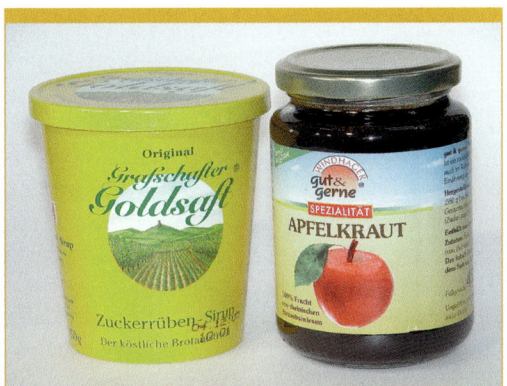

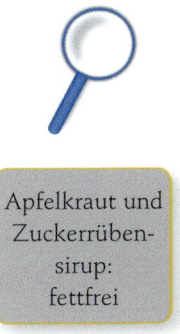

Apfelkraut und Zuckerrüben-sirup: fettfrei

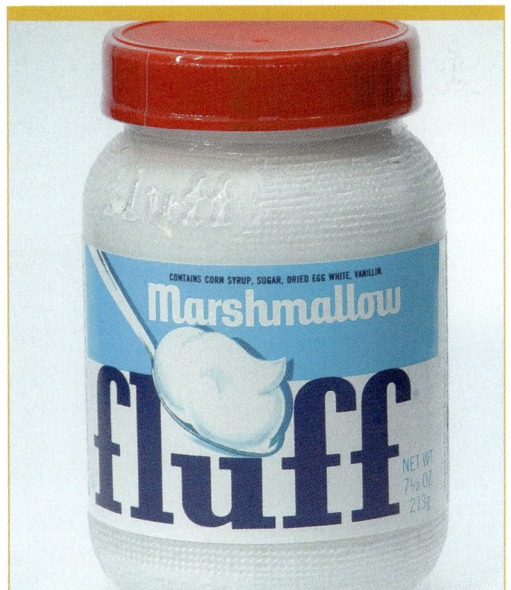

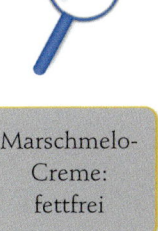

Marschmelo-Creme: fettfrei

Kaffee, Tee und Kakao

Kaffee ist das beliebteste Getränk der Deutschen. Zum Glück ist Kaffee wie Tee ein fettfreies Lebensmittel. Wenn es da nicht die vielfältigen Möglichkeiten gäbe, ihn zu verfeinern. Manche trinken Kaffee und Tee mit Trinkmilch, andere mit Kondensmilch, wieder andere gar mit Sahne. Ganz Bequeme nehmen pulverförmigen Kaffeeweißer. Bei manchen Versuchen, weiße Farbe in den Kaffee zu bringen, kann einiges Fett enthalten sein. Auch wenn Kaffeeweißer aller Art nicht in sehr großen Mengen zum Verfeinern des Kaffees verwendet werden, so kommt doch allein durch die vielen Tassen Kaffee am Tag, die in Deutschland getrunken werden, einiges zusammen. Trinkmilch aller Fettstufen gehört noch zu den fettärmsten Möglichkeiten, Kaffee und Tee zu weißen. Der Fettgehalt liegt zwischen 0,3 % und 3,8 % (siehe Kapitel *Milch, Schmand und Sahne*).

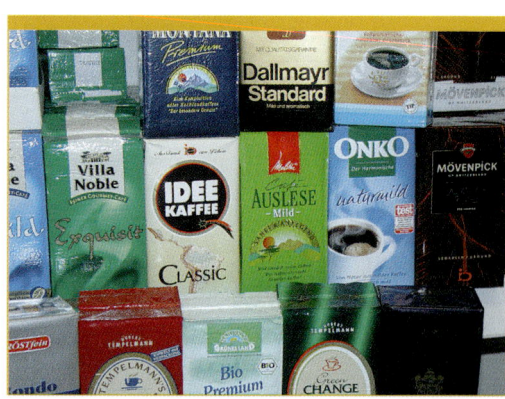

Kaffee und Tees enthalten selbst kein Fett

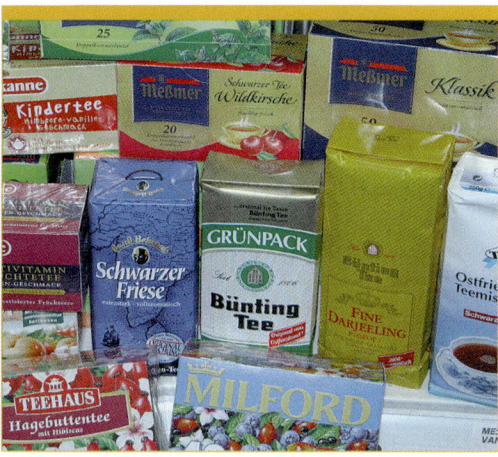

Sehr beliebt ist Kondensmilch, eine Art eingedickte Milch. Sie ist um einiges ergiebiger als Trinkmilch und die Verpackungen sind bei Tisch besser zu handhaben, weil sie kleiner und handlicher sind. Kondensmilch gibt es in sehr unterschiedlichen Fettstufen, von 3 % bis 12 %. Wie bei Milch üblich, ist der Fettgehalt auch auf den Kondensmilchverpackungen aufgedruckt. Wer viel Kondensmilch verwendet, tut gut daran, die fettärmeren Varianten zu probieren. Kondensmilch mit 4 % Fett gibt es mittlerweile auch bei vielen Discountern.

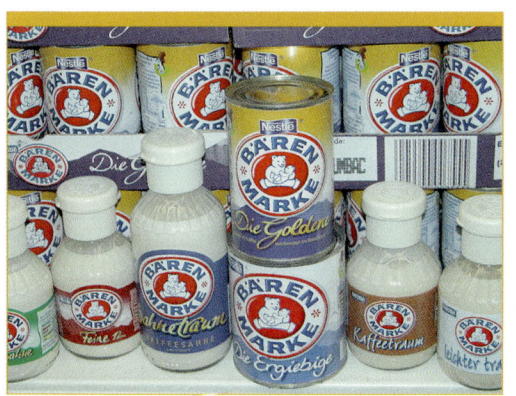

Kondensmilch:
Fettgehalt von 12 % bis 3 %

Lösliche Pulver-Kaffeeweißer bestehen oft zu einem beträchtlichen Anteil aus Pflanzenfett. Dieser führt zu einem Fettgehalt von etwa 35 %. Einen ähnlichen Fettgehalt hat auch Vollmilchpulver. Es gilt also, sparsam mit diesen Kaffeeweißern umzugehen. Nur halb soviel Fett hat z. B. das neue Nestlé Coffee Mate. Praktisch fettfrei ist Magermilchpulver. Es kann eine Alternative für diejenigen sein, die große Mengen Kaffeeweißer verwenden.

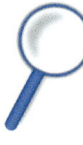

Kaffeeweißer ist reich an Fett (Beispiel)

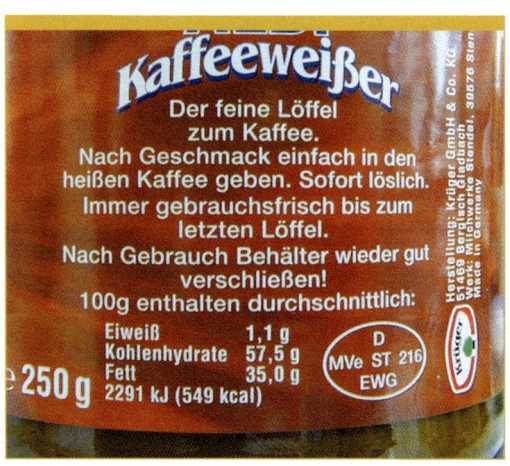

Kaffeeweißer mit 50 % weniger Fett (Beispiel)

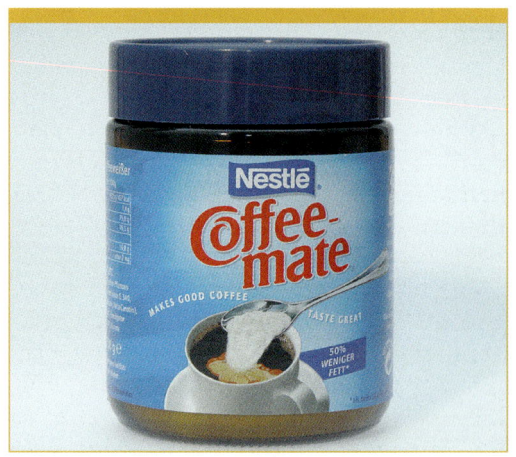

In den letzten Jahren hat es eine wahre Invasion der Instant-Cappucinos und Instant-Schokogetränke in den Regalen der Supermärkte gegeben. Diese Pülverchen sind einfach mit heißem Wasser zuzubereiten, weder eine Kaffeemaschine, noch Milch wird benötigt. Das kommt einem

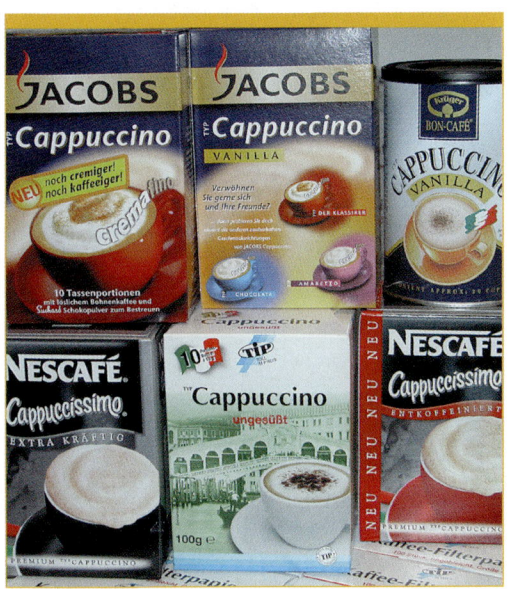

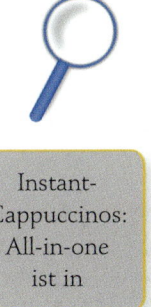

Instant-Cappuccinos: All-in-one ist in

Mega-Esstrend unserer Tage entgegen: Convenience – Es muss schnell und einfach gehen! Und genau dafür sind solche „All-in-one" Getränke erfunden: Aufreißen, anrühren – fertig! Im Unterschied zu herkömmlichen Instantkaffees oder Kakaopulvern enthalten die All-in-one Cappucinos und Schokogetränke auch schon Milch in Form von Milchpulver sowie Zucker. Beim Fettgehalt gibt es Unterschiede. Manche Instant-Cappucinos enthalten größere Mengen Pflanzenfett oder Vollmilchpulver und sind daher fettreicher als die Varianten, die ohne Pflanzenfett oder

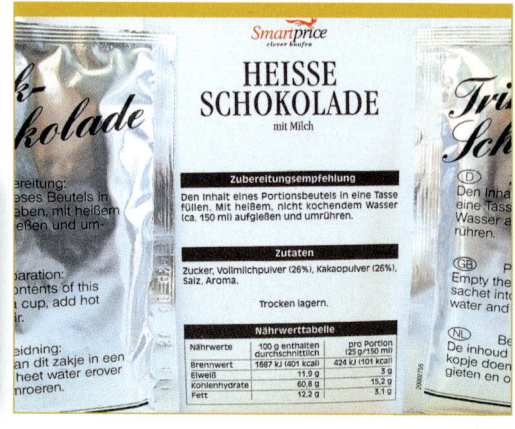

Instant-
Schokogetränke:
**Ca. 3 g Fett
je Tüte**

**12,2 g
je 100 g**

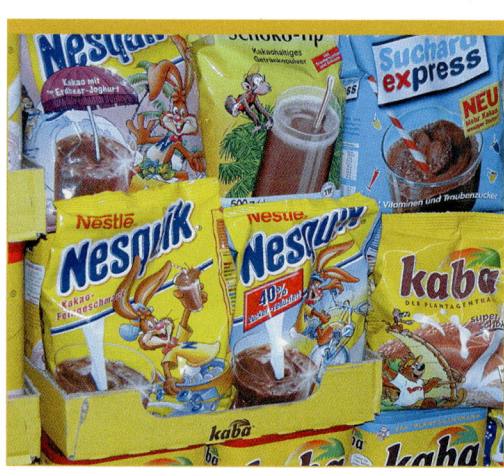

Kakaopulver
zum Einrühren
in Milch:
Ca. 5 g Fett

je 100 g

mit Magermilchpulver hergestellt sind. Ein
Blick auf die Zutatenliste hilft weiter, wenn
der Nährwertgehalt nicht aufgedruckt ist.

Instant-Schokogetränke enthalten fast immer Vollmilchpulver als Milchquelle. Dadurch enthalten sie auch eine gewisse
Menge Fett, ca. 3 Gramm pro Tüte für eine
Tasse wie das Beispiel Smartprice zeigt. Das
ist nicht viel, summiert sich bei vielen
Tassen am Tag dennoch zu einer nennens-
werten Menge. Etwas fettärmer geht es auf

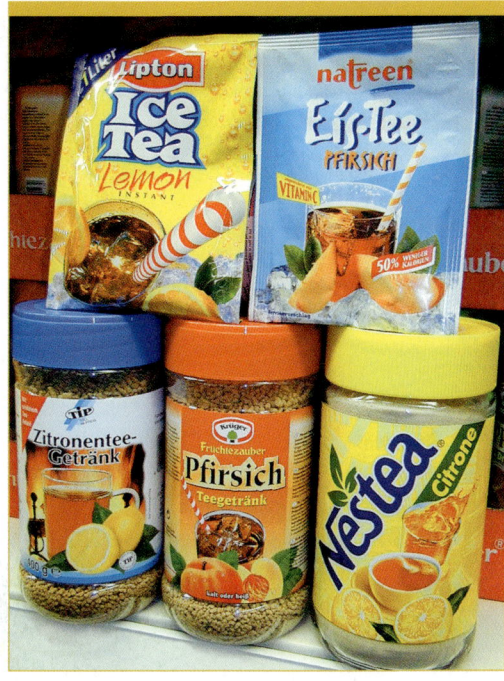

Instant-Tees:
Fettfrei

die herkömmliche Art: Kakaopulver in fettarme Milch (1,5 % Fett) oder Magermilch einrühren. Kakaopulver zum Einrühren in Milch sind aus entöltem Kakao hergestellt und daher sehr fettarm. Viele Kinder sind Kakaofans und trinken ihn oft in größeren Mengen. Bei übergewichtigen Kindern kann es in diesem Fall sinnvoll sein, den Kakao aus Kakaopulver und Magermilch (0,3 % Fett) selbst zu mixen. Im Vergleich zu Vollmilch (3,5 % Fett) spart man so bei einem halben Liter Kakao täglich gut 15 Gramm Fett. Das macht eine Jahresersparnis von 11 Pfund Fett! Fertige Kakaos in der Flasche oder Tetrapackung finden Sie im Kapitel *Getränke*. Instant-Tees und Instant-Eistee sind fettfrei. Sie lassen sich übrigens oft viel stärker verdünnen, als auf der Packung vorgeschlagen.

Backzutaten und Puddingpulver

Mehl und Zucker sind praktisch fettfrei. Vollkornmehle haben eine geringe Menge Fett, da sie den fetthaltigen Getreidekeimling enthalten. Dieser Fettgehalt von wenigen Prozent ist aber zu vernachlässigen. Auflerdem ist Vollkornmehl so reich an Nährstoffen, dass sich der Einsatz überall dort empfiehlt, wo der stärkere Eigengeschmack von Vollkornmehlen nicht stört. Auch Brotbackmischungen enthalten zumeist nur sehr geringe Mengen Fett.

Mehl und Zucker: Fettgehalt kein Problem

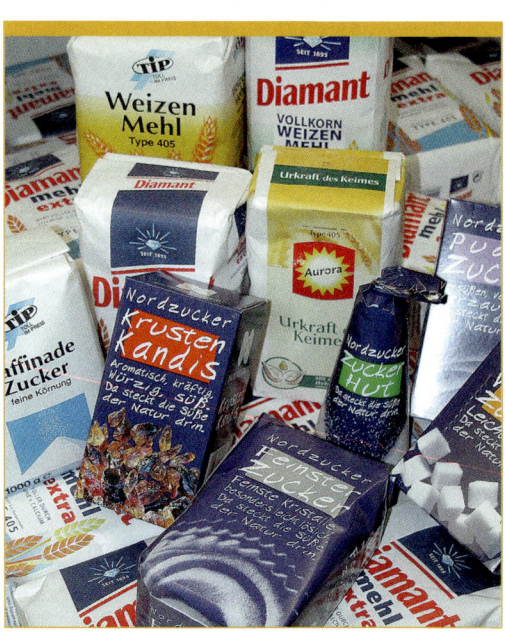

Anders sieht es bei Fertigbackmischungen für Kuchen aus. Sie können selbst schon einiges an Fett enthalten. Viel entscheidender ist aber meist die Fettmenge, die noch zugegeben werden muss. Hier empfiehlt sich der sorgfältige Vergleich von „Sie fügen noch hinzu". Beispiel Käsekuchen: 5 Eier und 50 Gramm Margarine müssen noch hinzugefügt werden. 5 Eier à 6 Gramm Fett plus 41 Gramm Fett aus 50 Gramm Margarine macht 71 Gramm Fett für den ganzen Kuchen. Beispiel Maulwurfkuchen: 100 Gramm Margarine (82 g Fett), 2 Eier (12 g Fett), 75 ml Vollmilch (3 g Fett) und 550 ml Schlagsahne (165 g Fett) summieren sich auf 262 Gramm Fett, fast viermal so viel wie beim Käsekuchen.

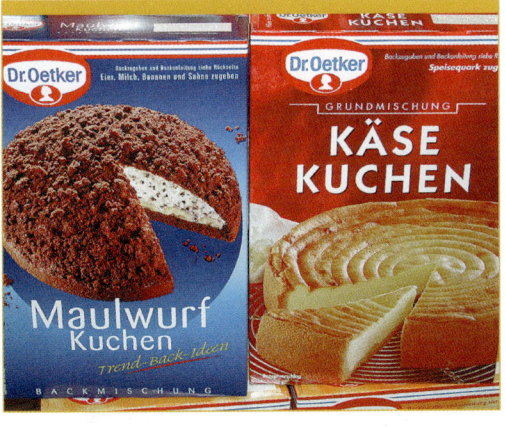

Maulwurf-kuchen-Backmischung: 262 Gramm Fett kommen noch hinzu

Käsekuchen-Backmischung: 71 Gramm Fett kommen noch hinzu

Kuchen und Kekse lassen sich mit vielfältigen Backzutaten verfeinern. Manche Zutaten sind praktisch fettfrei (z.B. Rosinen, Fruchtfüllungen), andere mehr oder weniger fettreich (z.B. Kuvertüre, Fettglasuren, Nüsse, Kokosraspel, Marzipan). Wer zuhause viel selbst backt, sollte seine Lieblingsrezepte auf diese versteckten Fettquellen durchsuchen und entschärfen. Ideen für fettärmere Kuchen und Gebäcke gibt es auch in den *PfundsKur*-Kochbüchern von Ewald Braden (siehe *Lesetipps*).

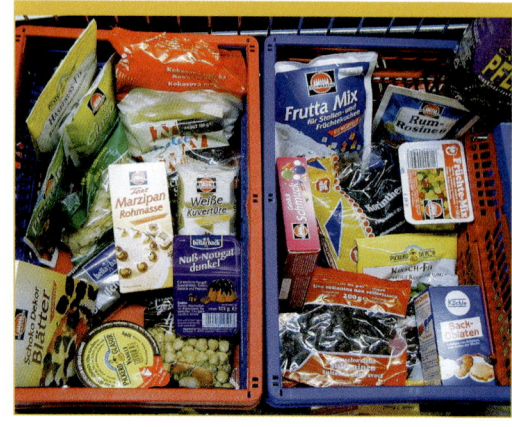

Fettreiche (li.)
und
fettarme (re.)
Backzutaten

Klassisches Puddingpulver zum Kochen ist sehr fettarm, es enthält hauptsächlich Stärke, und Stärke ist ein Kohlenhydrat. Zucker und Milch müssen hinzu gegeben werden. So ist der Fettgehalt des fertigen Puddings von der eingesetzten Milch abhängig (0,3 % Fett bis 3,8 % Fett). Magermilch (0,3 %) ist weniger gut zum Puddingkochen geeignet, da sie leicht anbrennt. Fettarme Milch mit 1,5 % Fett eignet sich aber sehr gut. Fruchtgelees und Rote Grütze werden mit Wasser gekocht und sind daher fettfrei.

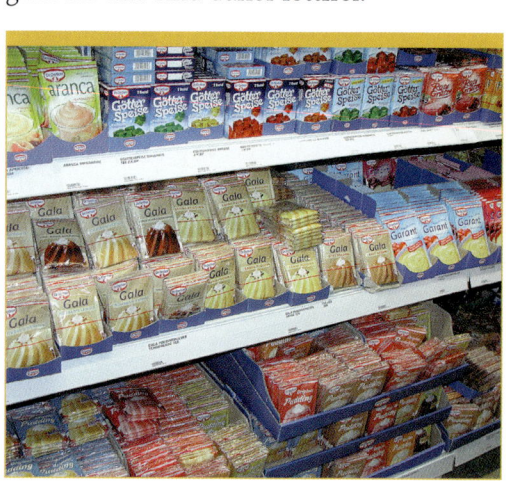

Puddingpulver,
Götterspeise,
Rote Grütze:
fettarm bis
fettfrei

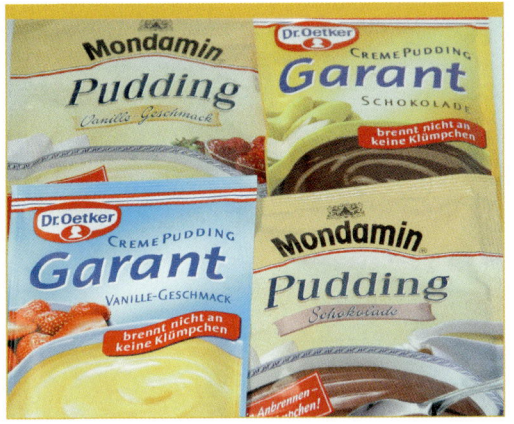

Komplett-Puddingpulver: Genau so fettarm, aber einfacher zuzubereiten

Neben Puddingpulver zum Kochen gibt es auch Instant-Versionen, die auf kaltem Weg zubereitet werden können. Hier gibt es schon bei den Pulvern Unterschiede im Fettgehalt. Manchen „Cremes" ist eine ordentliche Menge Pflanzenfett zugesetzt, andere hingegen sind praktisch fettfrei. Der Blick auf die Zutatenliste klärt schnell, ob es sich um eine fettreiche oder fettarme Sorte handelt. Wenn Pflanzenfett als eine der ersten Zutaten genannt wird, handelt es sich eher um eine fettreiche Variante.

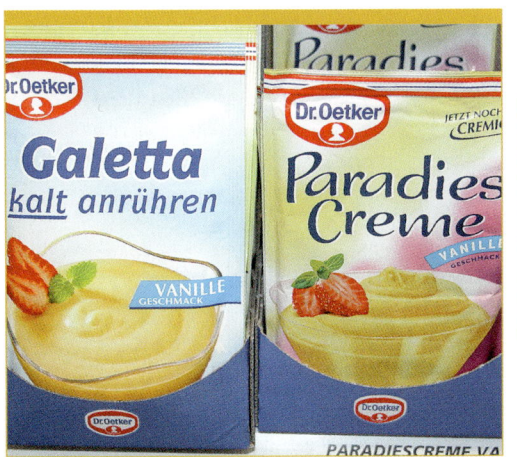

Galetta:
fettfrei

Paradies Creme:
9,1 g Fett

je 100 g Pulver

Neu im Puddingregal sind Milchreis-Desserts, Milchnudeln und Griesbreie, die sich in kurzer Zeit fertig stellen lassen. Normalerweise dauert die Zubereitung von klassischem Milchreis eine gute halbe Stunde, die Fertigmixe sind bereits nach 10 min. „ready to eat". Der Fettgehalt ist auch hier fast ausschließlich vom Fettgehalt der verwendeten Milch abhängig.

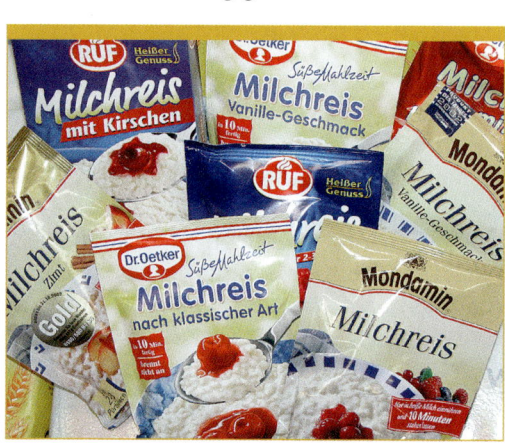

10 min.-
Milchreis:
Die Milchsorte
macht den
Fettgehalt

Dessertsaucen aus Früchten sind fettfrei, solche mit Sahne- und Milchanteil können Fett in größeren Mengen enthalten. Bei Schokoladensaucen gibt es größere Unterschiede, je nachdem ob und in welchen Mengen Sahne oder pflanzliches Fett zugesetzt wurde. Wenn fettreiche Eiscreme als Dessert gereicht wird, bieten sich Fruchtsaucen zu Verfeinerung an, da diese kein zusätzliches Fett enthalten.

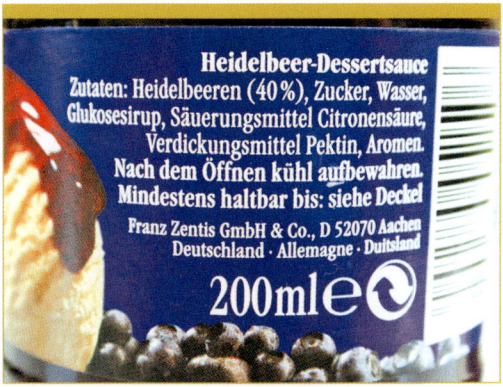

Heidelbeer-Dessertsauce
Zutaten: Heidelbeeren (40%), Zucker, Wasser, Glukosesirup, Säuerungsmittel Citronensäure, Verdickungsmittel Pektin, Aromen.
Nach dem Öffnen kühl aufbewahren.
Mindestens haltbar bis: siehe Deckel
Franz Zentis GmbH & Co., D 52070 Aachen
Deutschland · Allemagne · Duitsland

200ml ℮

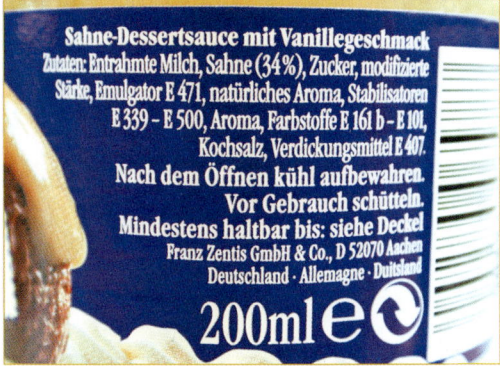

Sahne-Dessertsauce mit Vanillegeschmack
Zutaten: Entrahmte Milch, Sahne (34%), Zucker, modifizierte Stärke, Emulgator E 471, natürliches Aroma, Stabilisatoren E 339 - E 500, Aroma, Farbstoffe E 161 b - E 101, Kochsalz, Verdickungsmittel E 407.
Nach dem Öffnen kühl aufbewahren.
Vor Gebrauch schütteln.
Mindestens haltbar bis: siehe Deckel
Franz Zentis GmbH & Co., D 52070 Aachen
Deutschland · Allemagne · Duitsland

200ml ℮

Heidelbeer-
Dessertsauce:
Fettfrei
Sahne-
Dessertsauce:
Ca. 10 g Fett

je 100 g

Nudeln,
Reis und Kartoffeln

Ein Super-Regal für alle fettbewussten Menschen. Hier gibt es viel Kohlenhydrate zum Fit- und Sattessen, aber kaum Fett! Die Experten der Deutschen Gesellschaft für Ernährung empfehlen:

> **Getreideprodukte – mehrmals am Tag und reichlich Kartoffeln**
>
> *Brot, Nudeln, Reis, Getreideflocken, am besten aus Vollkorn, sowie Kartoffeln enthalten kaum Fett, aber reichlich Vitamine, Mineralstoffe, Spurenelemente sowie Ballaststoffe und sekundäre Pflanzenstoffe.*

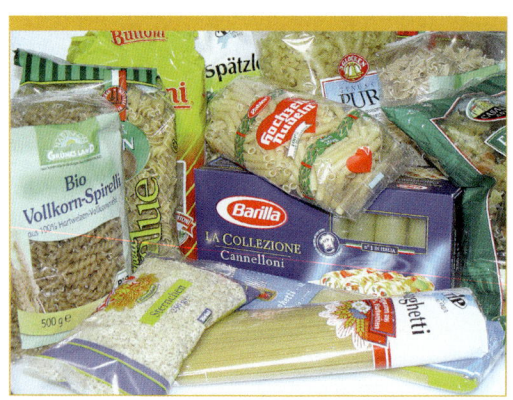

Nudeln: Kraftfutter für Ausdauerleistungen

Reis, Nudeln, Kartoffeln und die meisten Kartoffelprodukte sind ideale fettarme Energielieferanten. Sie sind eine Hauptenergiequelle für aktive Sportler aber auch für geistig aktive Bürotäter. Den Namen Sättigungsbeilagen tragen sie zu Recht, auch

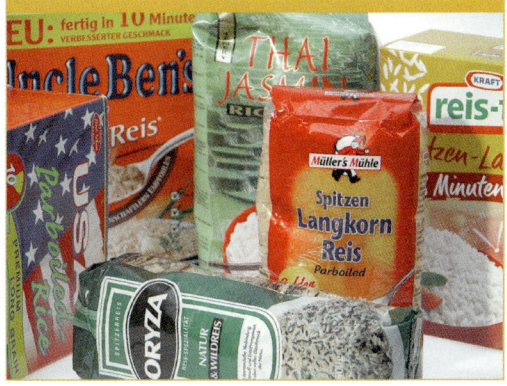

Reis:
Fettarme
Energie aus
Fernost

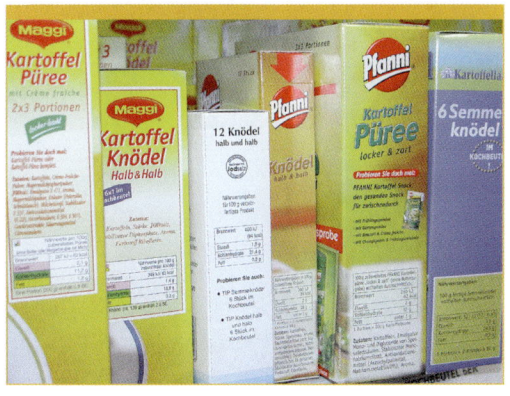

Kartoffel-
produkte:
**Max.
1,2 g Fett**

je 100 g

wenn er sich wenig attraktiv anhört. Denn der hohe Kohlenhydratanteil macht lange satt. Auch Eiernudeln sind fettarm, weil der Eianteil im Verhältnis zum Weizenanteil gering ist. Nudeln, Reis und Kartoffeln werden zumeist aber nicht pur verzehrt, sondern zusammen mit Fleisch, Fisch, Gemüse und diversen Saucen. Gerade fettreiche Saucen können Reis, Nudeln oder Kartoffeln schnell zu fettreichen Beilagen machen. Darum lohnt sich der Blick auf die Verpackung von Saucen und Saucenhilfsmitteln. Fettarm fährt, wer seine Sauce mit Sossenbinder bindet. Die Klassische Mehlschwitze hingegen ist viel fettreicher.

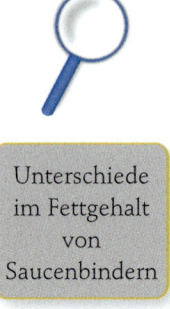

Unterschiede
im Fettgehalt
von
Saucenbindern

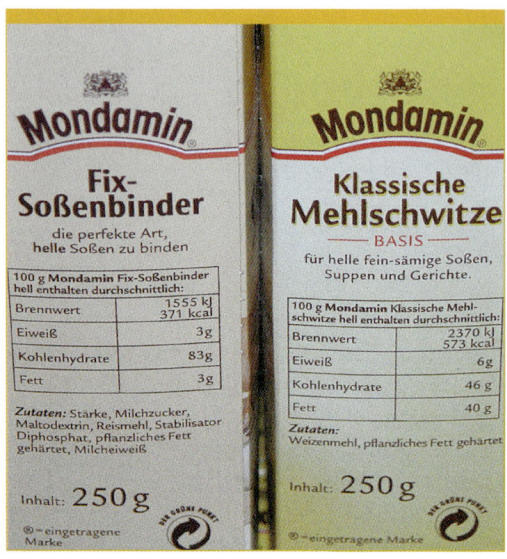

Ewald Braden, der Chefkoch der Allianz-Versicherung in Stuttgart, hat tolle Rezepte für fettarme helle und dunkle Saucen entwickelt. Diese finden Sie – neben vielen anderen fettarmen Koch- und Backrezepten – in seinen neuen *PfundsKur*-Kochbüchern (siehe *Lesetipps*).

Fertige Saucen in Gläsern oder Tetrapacks enthalten manchmal Aufdrucke mit dem Nährwertgehalt. Daran kann man sich gut orientieren und fettarme Saucen zu Nudeln und Reis auswählen. Die Tomaten-Sorten sind meist um einiges fettärmer als Carbonara-Sorten.

Pesto ist eine italienische Gewürzspezialität aus Basilikum und Olivenöl – eine Art dickflüssiges Kräuteröl. Pesto ist sehr fettreich, aber auch sehr geschmacksintensiv. Zum Abschmecken edler Pasta-Gerichte ist Pesto ideal, nur esslöffelweise sollte dieses Würzöl besser nicht über die Nudeln gegeben

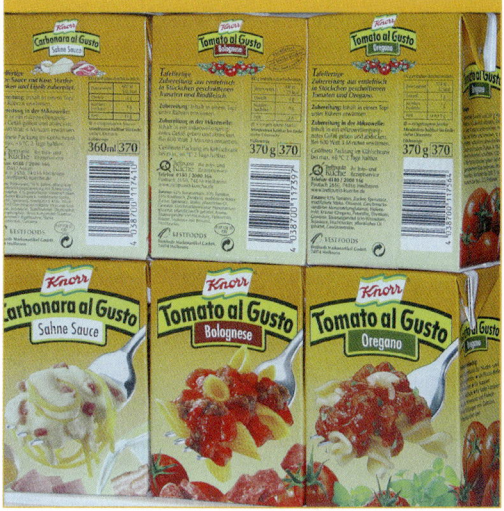

Nudelsaucen:
Carbonara
15 g Fett
Bolognese
2 g Fett
Oregano
1 g Fett

je 100 g

werden. Einiges Fett kann der sparen, der frischen Basilikum statt Pesto zum Würzen der Nudeln verwendet. Übrigens finden sich Saucen nicht nur im Nudel- und Reisregal, sondern auch im Regal mit den Tütensaucen- und Suppen oder bei den Konserven (siehe Kapitel *Konserven*).

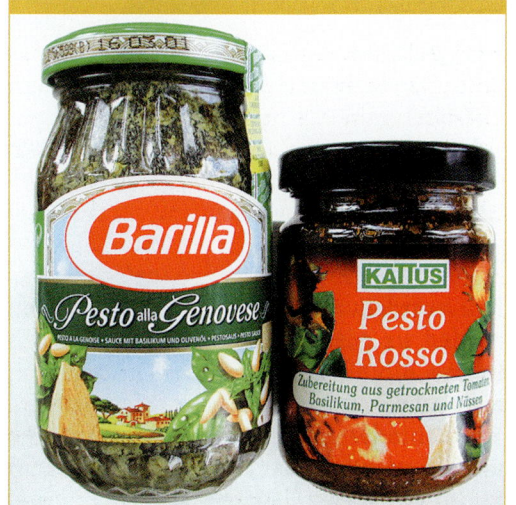

Pesto:
Ein sehr geschmacks-intensives italienisches Würzöl

Kartoffeln und Kartoffelprodukte sind sehr beliebt und meist auch fettarm. Neben Knödeln, Klößen und Püree gibt es aber mehr und mehr fertige Pfannengerichte zum Anbraten in der Pfanne. Diese sind manchmal um einiges fettreicher. Glücklichweise tragen sie ausnahmslos eine Nährwertinformation auf der Packung, die bei der Auswahl weiter hilft. Nicht vergessen darf man Butter, Margarine oder Öl, die zum Anbraten noch hinzukommen.

Kartoffel-Pfannengerichte lassen sich nach der Nährwertinformation auswählen

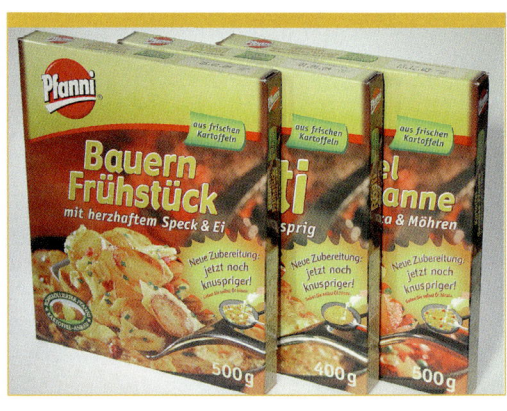

Bratkartoffeln können eine fettreiche Angelegenheit sein. Nicht so manche Fertigpackungen, sie enthalten selbst kaum Fett. Entscheidend für den tatsächlichen Fettgehalt ist auch hier die Menge an Bratfett (Butter, Margarine) die der Pfanne zugegeben wird.

Hervorragende fettarme Lebensmittel sind Hülsenfrüchte aller Art. Ihre Einsatzmöglichkeiten in der Küche sind fast unbegrenzt. Mit Hülsenfrüchten lassen sich viele fettarme Gerichte, Suppen und Salate einfach zubereiten. Manchmal dienen sie auch als Fleischersatz. Sie liefern Kohlenhydrate für die Leistungsfähigkeit, viel

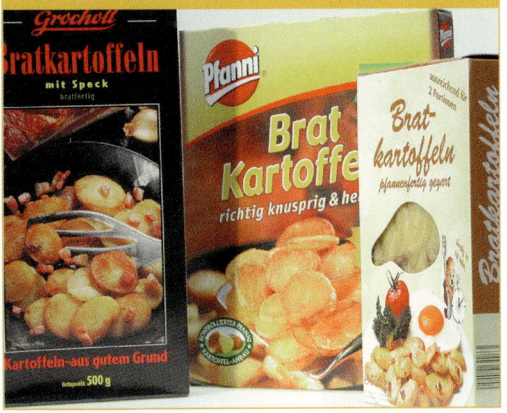

Bratkartoffeln:
Das Fett zum
Anbraten zählt

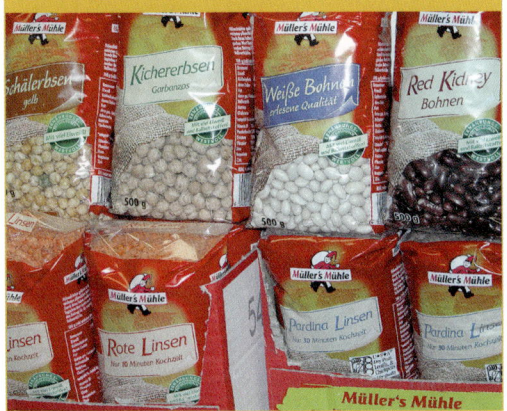

Hülsenfrüchte:
vielseitig und
fettarm

pflanzliches Eiweiß, jede Menge Ballaststoffe und viele Mineralstoffe und Spuren-
elemente. Hülsenfrüchte stehen getrocknet
bei Nudeln und Reis oder vorgekocht in
Konservenform im Konservenregal (siehe
Konserven).

Ketchup, Senf, Majo und Saucen

Kein Grillabend, keine Pommes frites und kein Salat wären ohne diese denkbar: Ketchup, Senf, Majo und Saucen erlauben es, den Geschmack vieler Lebensmittel nach Belieben zu verändern. Im Fettgehalt unterscheiden sie sich jedoch erheblich. Während ein gewöhnlicher Tomatenketchup fettfrei ist, hat eine klassische Majonäse oder Remoulade sage und schreibe 80 % Fettgehalt. Dazwischen gibt es alle möglichen Abstufungen. Für die schnelle Unterscheidung von fettarm und fettreich gibt es einen Tipp: Rote und durchsichtige Sorten sind meist fettarm, helle und milchige Sorten eher fettreich.

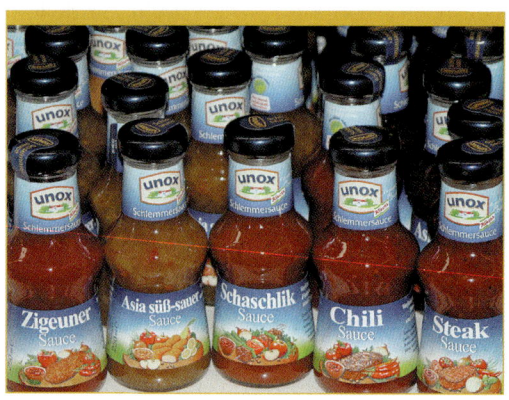

Fettarme
rote Saucen

Rote Saucen sind aus Tomaten, Tomatenmark, Essig, Zucker, Gemüse und Gewürzen hergestellt und daher praktisch fettfrei. Helle Saucen enthalten neben Essig und Zucker fein verteiltes Pflanzenöl. Der Pflanzenölgehalt kann sehr unterschiedlich sein.

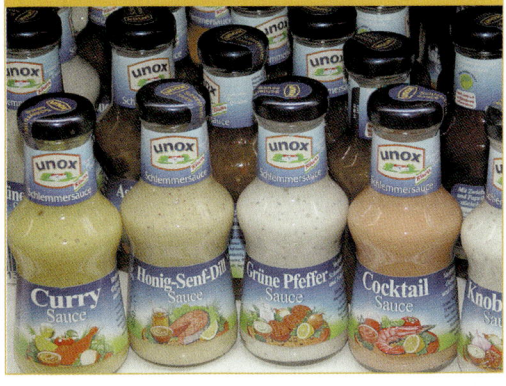

Fettreiche
helle Saucen

Viele Hersteller drucken den prozentualen Pflanzenölanteil in der Zutatenliste auf der Verpackung ab. Daran kann man sich orientieren.

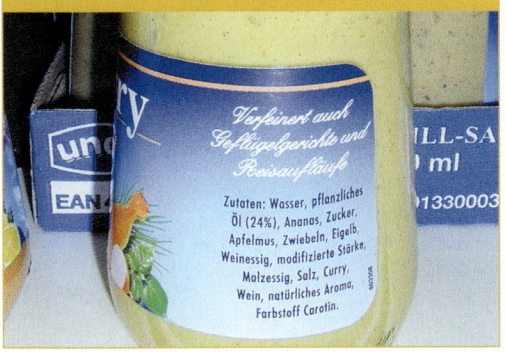

Der Ölanteil
steht
manchmal
in der
Zutatenliste

Tomatenketchup hat kein besonders gutes Image, er steht oft als Inbegriff für Fastfood in eher schlechtem Licht. Zu unrecht, denn Ketchup selbst ist eine fettfreie „Würzsauce", die durch den hohen Tomatenanteil reich an Kalium und anderen Tomateninhaltsstoffen ist. Da Tomatenketchup nicht flaschenweise über das Essen geschüttet wird, ist auch der Zuckergehalt von etwa 20 % unproblematisch. Majo und Remoulade enthalten zwar weniger Zucker, sind dafür aber sehr fettreich und für die Figur sicher die schlechteren Alternativen als Ketchup. Ein Blick auf den Kaloriengehalt macht den Unterschied deutlich: Während 100 ml Tomatenketchup einen Energiegehalt von etwa 100 Kalorien haben, kommt die gleiche Menge klassische Majo (80 % Fett) auf erhebliche 760 Kalorien, die ganz überwiegend aus Fett stammen. Für Majo-Liebhaber gibt es aber schon fettärmere Majo-Sorten, mit denen sie Fett einsparen können: Salatmajonäsen enthalten 50 % Fett, Light- und Balance-Sorten gar nur 20 % oder weniger. Miracel Whip Joghurt z. B. liegt im Fettgehalt über 80 % niedriger als Delikatess-Majo und eignet sich dennoch sehr gut für Sandwiches, Saucen und Salate.

Majo-Sorten: **Fettgehalt zwischen 80 % und 11 %**

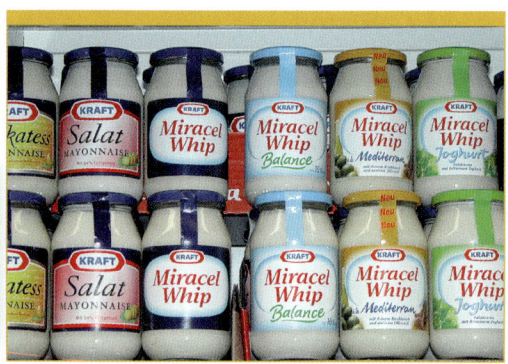

Senf hat einen geringen Fettgehalt von unter 10 %, der aber im wahrsten Sinne nicht ins Gewicht fällt, weil Senf nur in kleinen Mengen verwendet wird. Anders sieht die Sache bei sogenannten Senfsaucen aus. Hier wird Senf zwar als Hauptgewürz verwendet, die Basis der Sauce ist aber oft Majo oder Pflanzenöl. So liegt deren Fettgehalt oft deutlich höher. Von solchen Saucen wird gewöhnlich auch mehr verzehrt als von purem Senf.

Senf oder Ketchup können hervorragend als würziger Ersatz für Butter oder Margarine auf Broten oder Brötchen mit Wurst- und Käsebelag verwendet werden. Sie verhindern, dass der Belag vom Brot fällt und machen Wurst- und Käsebrote saftiger. Senf oder Ketchup unter den Käse zu streichen, das ist allerdings nicht jedermanns Geschmack. Darum finden Sie im Kapitel *Butter, Margarine und Öle* weit mehr fettarme Alternativen zu diesen Streichfetten.

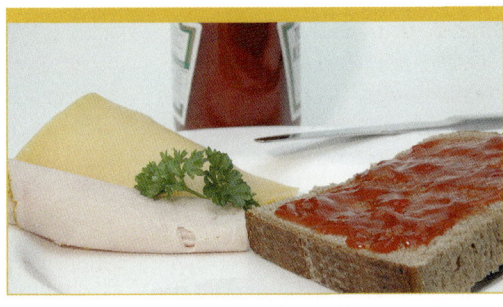

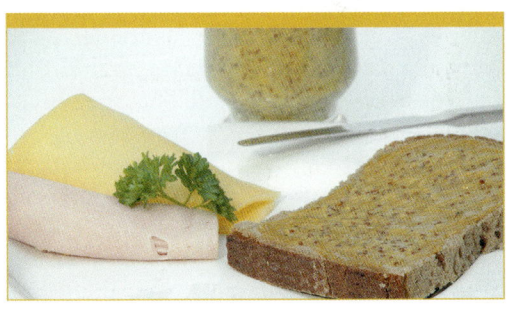

Ketchup und Senf sind ein guter Ersatz für Streichfette unter Wurst und Käse

Salate sind lecker und gesund, das hat sich herum gesprochen. Zusammen mit Obst und Gemüse gilt: 5 oder mehr Portionen davon am Tag sind das Beste, was Sie für Ihre Gesundheit essen können. Doch eines gibt es zumindest bei den Salaten zu bedenken: Sie werden nicht pur verzehrt, sondern mit einer gehörigen Portion Salatsauce bzw. Dressing. Eine fettreiche Salatsauce kann

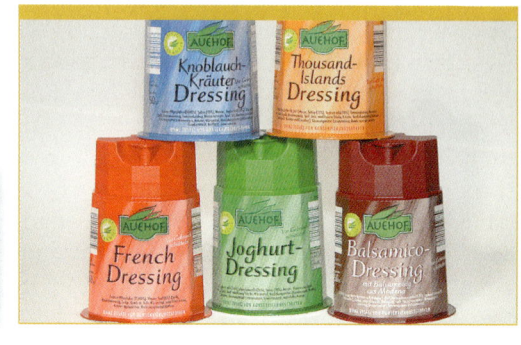

Salatdressings unterscheiden sich im Fettgehalt deutlich

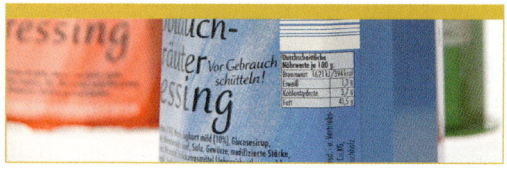

Fettgehalt als Nährwertinformation abgedruckt:
41,5 g Fett

je 100 g

aus einem noch so leichten Salat schnell eine schwere Angelegenheit machen. Viele Remouladen- und Majosaucen haben einen Fettgehalt von über 25 %. Davon großzügig 150 ml über den Salatteller verteilt, summiert sich auf mehr als die Hälfte der empfohlenen Tagesfettmenge. Das ist mehr als in einer Tafel Schokolade! So viel muss nicht sein. Fertigdressings in Flaschen tragen zumeist eine Nährwertinformation, und entsprechend einfach lassen sich die fettärmeren Alternativen finden. Wenn keine Nährwertinformation abgedruckt ist, analysieren Sie die Zutatenliste: An wievielter Stelle steht Öl und ist der zugesetzte Ölanteil in Prozent angegeben?

Öl an 4. Stelle der Zutatenliste nach Wasser, Balsamico (16 %) und Zucker: eher fettarm

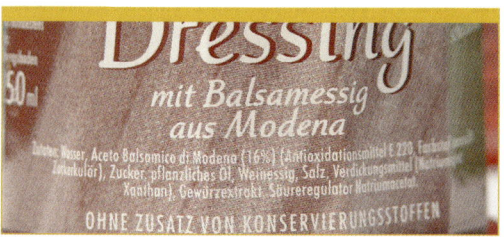

Es gibt noch eine weitere Möglichkeit, leckere und variationsreiche Salatdressings fettarm herzustellen: Die vielen Trocken-Salatsaucen in Tüten. Laut Anleitung auf der Packung werden sie ganz einfach mit Wasser, Öl, Sahne, Joghurt usw. – je nach Sorte – angerührt. Die Trockenwürzmischung selbst hat keinen hohen Fettgehalt. Über den Fettgehalt der fertigen Sauce entscheidet, worin das Pulver angerührt wird: In Wasser, Öl, Joghurt oder Sahne. Oft tut es auch Wasser allein. Oder Sie verwenden weniger Öl als vorgeschlagen, dafür aber eine geschmacksintensive Ölsorte (z. B. kaltgepresstes Olivenöl). Statt Sahne (30 % Fett) lässt sich mit saurer Sahne (10 % Fett) oder Jogurt (Fettgehalt 0,3 % – 3,5 %) erheblich Fett sparen. Hier gilt es, durch Ausprobieren den besten Kompromiss aus Genuss und Fettgehalt zu finden.

Die Tüten-Salatsaucen eignen sich auch sehr gut zur Herstellung eines praktisch fettfreien Kräuterquarks, wenn man sie in Magerquark einrührt und mit Mineralwasser verquirlt. Damit ein solcher Kräuterquark mit Mineralwasser besonders cremig wird, ist es am besten, ihn mehrere Minuten lang zu verrühren.

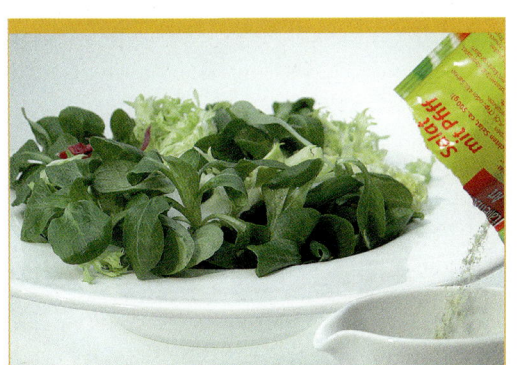

Salatsaucen in Tüten können beim Fettsparen helfen

Frisches Obst und Gemüse

Am besten 5 Portionen davon am Tag! Frisches Obst und Gemüse sind praktisch fettfrei, dafür reich an Nährstoffen und können nach Belieben verzehrt werden. Das meint auch die Deutsche Gesellschaft für Ernährung in Bonn (www.dge.de) in der aktuellen Auflage der 10 Regeln der DGE für genussvolles und gesund erhaltendes Essen:

Gemüse und Obst – Nimm „5" am Tag

Genießen Sie 5 Portionen Gemüse und Obst am Tag, möglichst frisch, nur kurz gegart, oder auch als Saft – idealerweise zu jeder Hauptmahlzeit und auch als Zwischenmahlzeit: Damit werden Sie reichlich mit Vitaminen, Mineralstoffen sowie Ballaststoffen und sekundären Pflanzenstoffen (z. B. Carotinoiden, Flavonoiden) versorgt. Das Beste, was Sie für Ihre Gesundheit tun können.

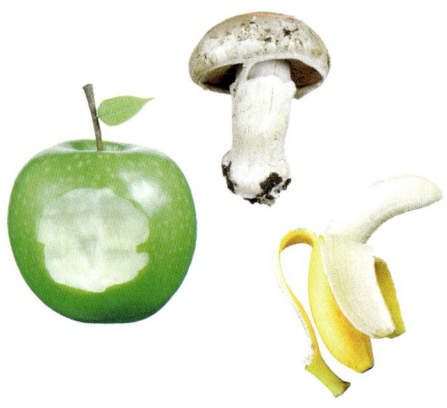

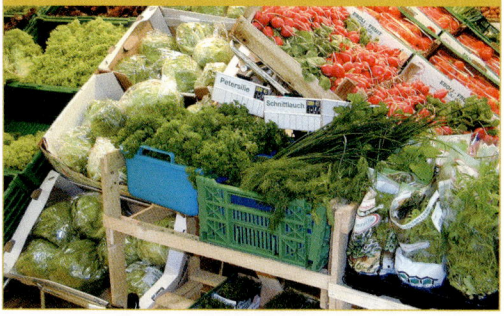

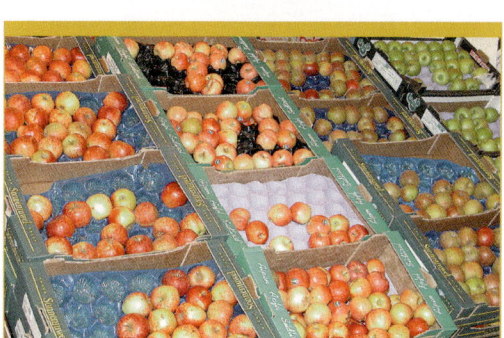

> Gemüse
> und Obst:
> Fettfreie
> Nährstoff-
> lieferanten

Die gesundheitsfördernde und krebshem-
mende Wirkung von Gemüse und Obst ist
auch von der Deutschen Krebsgesellschaft
(www.krebsgesellschaft.de) in deren jüngs-
ter Gesundheitskampagne *5 am Tag* aufge-
griffen worden. Wissenschaftliche Studien
belegen nämlich, dass das Risiko von Krebs-
oder anderen Zivilisationserkrankungen
(z. B. Herz-Kreislauf-Erkrankungen, Diabe-
tes mellitus, Gicht, Rheuma, Adipositas,
Osteoporose) durch den Verzehr von
mindestens 5 Portionen Obst und Gemüse
pro Tag gesenkt werden kann. Das Ziel
von *5 am Tag* (www.5amtag.de) ist es, die
Gesundheit der Bevölkerung zu steigern, indem mehr Obst und Gemüse verzehrt wird
(mindestens 5 Portionen pro Person und
Tag).

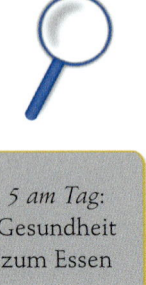

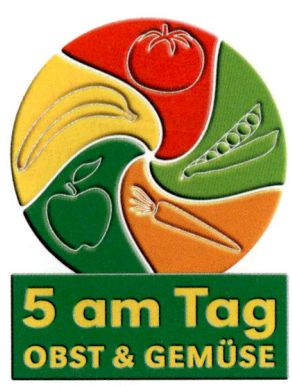

5 am Tag:
Gesundheit
zum Essen

5 am Tag – das ist ganz einfach, verrät die Internetseite www.5amtag.de:

> *„Unser Tagesziel sind mindestens 5 Portionen Obst und Gemüse. Im Klartext heißt das für Erwachsene rund 600 g, zum Beispiel 3-mal eine Portion Gemüse und 2-mal eine Portion Obst.*

Auf den ersten Blick erscheint es schwierig, diese 5 Portionen Obst und Gemüse am Tag zu essen. Aber es klappt leichter als man denkt. Stellen Sie sich doch einfach mal vor: Sie essen zum Frühstück Müsli mit einem Apfel, trinken zwischendurch ein Glas Saft, machen mittags weiter mit einer Portion Gemüse zur Hauptmahlzeit und als Nachtisch Obst, abends gibt es einen kleinen Salatteller. Ganz einfach.

Oder:
Zum Frühstück belegtes Brot, dazu Obstsaft, mittags in der Kantine einen großen Salatteller (das sind zwei Portionen), zur Kaffeezeit eine Banane und am Abend eine Portion gebratene Champignons mit frischen Kräutern und Baguette.

Und für die Kids:
Zum Frühstück Müsli mit Obst, in der Pause ein paar Möhren zum Knabbern, mittags Nudeln mit Gemüsesoße, nachmittags einen Pudding mit Sauerkirschen und abends ein Vollkornbrot mit Radieschen, Tomaten oder Gurke. Mehr Tipps für Kids gibt es im Internet: www.5amtag.de

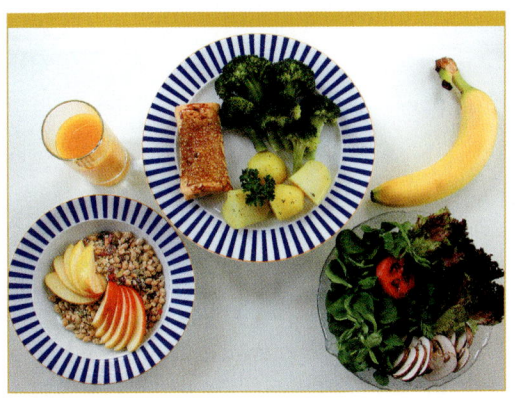

Ganz einfach:
5 am Tag

Sie sehen, so klappt es. Ihr Leben und das Ihrer Familie müssen Sie dafür nicht umkrempeln. Und auf liebe Gewohnheiten und den Genuss beim Essen sollen Sie auch nicht verzichten. Entdecken Sie den Spaß an Obst und Gemüse. Werden Sie kreativ, probieren Sie Neues aus – es kommt Ihrer Gesundheit und Ihrer Familie zu Gute.

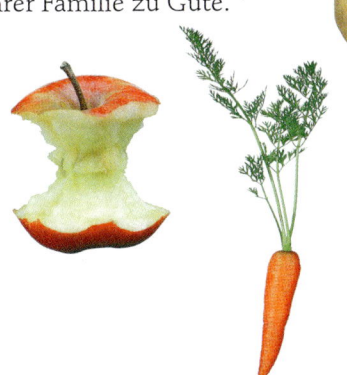

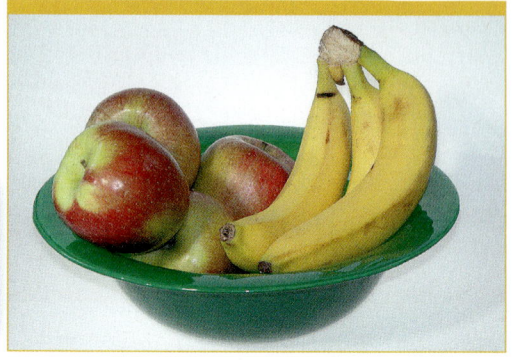

5 am Tag meint nicht, NUR 5 Portionen Obst und Gemüse zu essen und sonst nichts. Im Gegenteil, essen Sie Obst und Gemüse ganz nach Belieben zusätzlich. Es hat sich bewährt, einen Obstkorb in die Wohnung zu stellen. Er erinnert immer daran, zwischendurch ein Stück Obst zu essen. Nicht zuletzt sieht ein Obstkorb auch nett aus und bringt Farbe in die Wohnung und ins Essen.

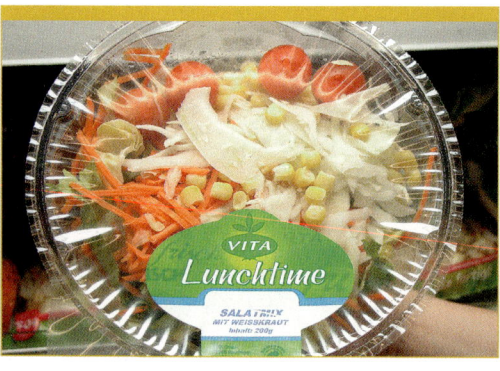

Wer den Zeitaufwand scheut, einen frischen Salat aus Einzelkomponenten zuzubereiten, für den können die vorgeschnittenen und vorgewaschenen Salatmischungen im Kühlregal eine willkommene Erleichterung darstellen.

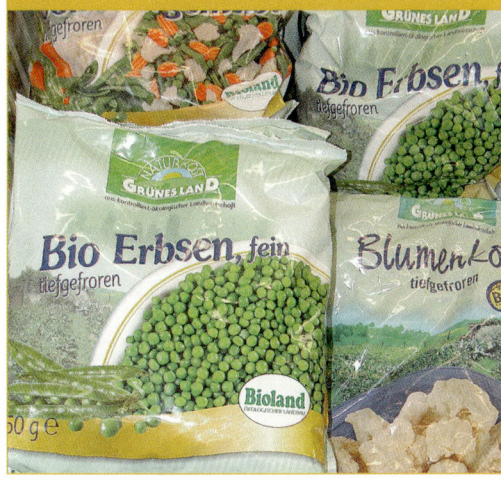

Auch Bio-Gemüse gibt es tiefgefroren

Wenn gerade kein Frischobst- und Gemüse zur Hand ist, bietet Tiefgefrorenes eine gute Alternative. Es enthält praktisch die gleiche Menge an Vitaminen, Mineralstoffen und sekundären Pflanzenstoffen, da das Obst oder Gemüse schon kurz nach der Ernte schockgefroren wird. Es ist noch einfacher zuzubereiten als frisches Obst und Gemüse. Mehr über *Tiefkühlkost* finden Sie im gleichnamigen Kapitel.

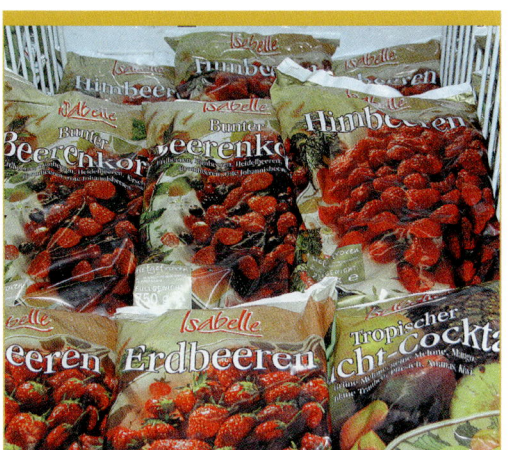

Obst aus der Kühltruhe: Immer zur Hand

Wurst und Fleisch

Neben Butter, Margarine und Ölen ist Wurst und Fleisch das wichtigste Kapitel. Immerhin 30 % des Fetts, das in Deutschland verspeist wird, stammt aus Wurst, Wurstwaren und Fleisch (siehe *Einleitung*). Damit ist die Auswahl von fettärmeren Wurst- oder Fleischsorten besonders effektiv, weil sie unter dem Strich eine große Fettersparnis bringt. Was beim Fleisch sehr hilfreich ist, versagt bei Wurst komplett: Das Abschätzen des Fettgehalts mit dem Auge. Fleisch mit dickem Fettrand ist sehr fettreich, durchwachsenes fettreich, marmoriertes fettärmer und schieres Muskelfleisch sehr fettarm. Bei Rind- und Schweinefleisch kann man tatsächlich gut mit dem Auge auswählen. Filet-, Steak-, Schnitzel-, Rouladen- und Goulaschfleisch sind meist eine fettarme Wahl. Auch Geflügelfleisch (Hähnchen, Pute, Truthahn) zählt zu den fettarmen Sorten, wenn es ohne Haut verwendet wird.

Rind- und Schweinefleisch sind heute fettärmer als noch vor 20 Jahren. Das trägt dem Trend zu fettärmeren Lebensmitteln und

Beispiel Rindfleisch: Unterschiedliche Fettanteile sind mit dem Auge deutlich erkennbar

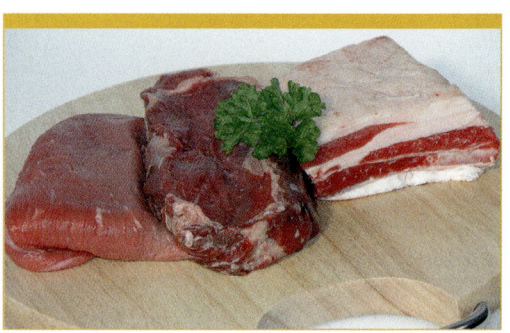

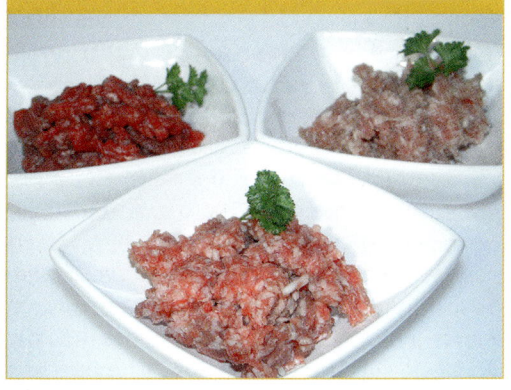

Beispiel
Tartar/Halb-
und-Halb-/
Schweinemett:
je dunkler,
desto magerer

dem Wunsch der Verbraucher Rechnung.
Bei Wurst und Aufschnitt ist die Auswahl
fettarmer Sorten mit dem Auge allerdings
schwierig. Am einfachsten ist sie noch bei
den Sorten, die aus reinem Muskelfleisch
bestehen (Schinken, Brustfilet, Kasseler,
Roastbeef usw.). Auch Mettwürste lassen
durch das Verhältnis von rotem Muskelfleisch zu weißen Fettpunkten eine (grobe)
Einschätzung des Fettgehalts zu. Das Auge
als Fettdetektiv versagt bei all den Wurstsorten, die sehr fein „gecuttet" sind. Ein
Cutter ist eine Maschine, die Muskelfleisch,
Speck und andere Wurstinhaltsstoffe sehr
fein hackt. Das entstehende Wurstpüree ist

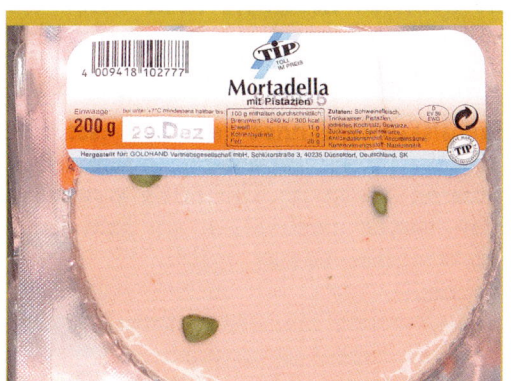

Mortadella:
28 g Fett

je 100 g

so fein, dass eine Unterscheidung von Fett- und Fleischbestandteilen nicht mehr möglich ist (z. B. bei Mortadella).

Um den Fettgehalt einzuschätzen, hilft bei Leberwurst, Teewurst, feinen Mettwürsten, Mortadella, Jagdwurst und Co. entweder eine Nährwertinformation auf der Verpackung oder der Blick in *Kalorien mundgerecht*. Wird Ihnen die Wurst an der Wurst-theke geschnitten, können Sie auch die Verkäuferin oder den Verkäufer nach dem Fettgehalt fragen. Generell sind Leberwurst, Teewurst, Mettwürste, Mortadella, Jagd-wurst und Co. fettreich. Der Fettgehalt kann zwischen 20 % und 50 % liegen.

Salami und Streichwürste: Fettreiche Wurstsorten

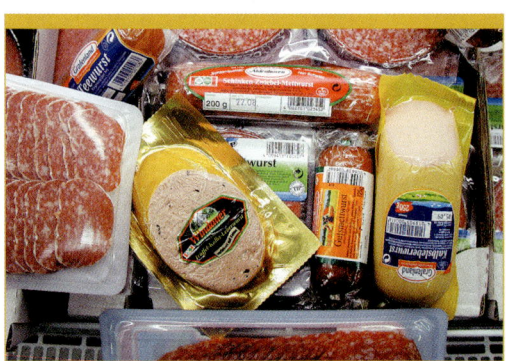

Das Wurstregal im Supermarkt offeriert bereits viele fettreduzierte Streichwurst-Sorten: Leberwurst, Teewurst, Knackwurst und Streichmettwurst in der Qualität 1a. 1a bedeutet, dass diese Sorten mehr mageres Fleisch und weniger Speck- und Schwarten-bestandteile enthalten. Andere Varianten können auch mit Gemüse, z. B. Zwiebeln, verfeinert sein. Die fettreduzierten Streich-würste schmecken meist sogar besser als die einfachen Streichwurst-Sorten.

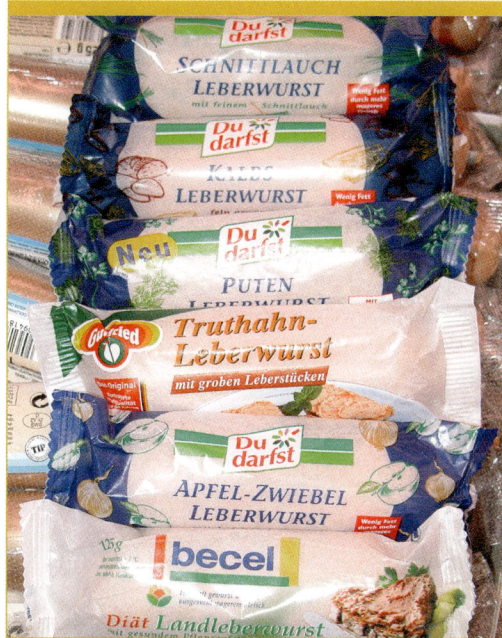

Fettreduzierte
Leberwürste:
Ca. 22 g Fett

je 100 g

Wer gern Mortadella isst, sollte Bierschinken als Alternative probieren. Bierschinken besteht etwa zur Hälfte aus Mortadella und magerem Kochschinken. Daher liegt er im Fettgehalt zwischen Mortadella und Kochschinken.

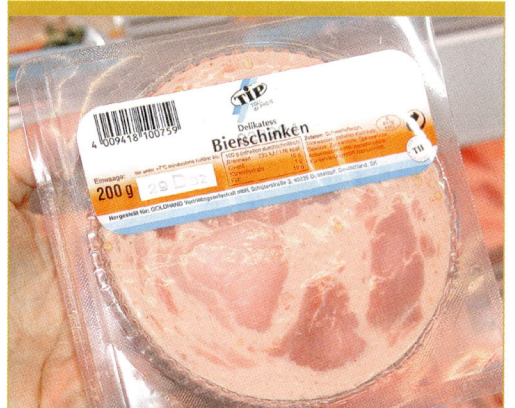

Bierschinken:
12 g Fett

je 100 g

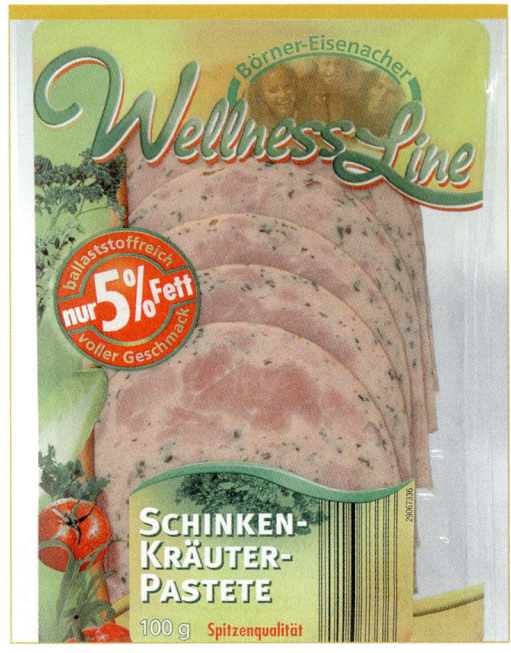

Wellness-Line:
5 g Fett

je 100 g

und viele
Ballaststoffe

Neue Wurstkompositionen unter dem Namen Wellness-Line sind fettarm und enthalten deutlich mehr Ballaststoffe als normale Wurstsorten. Die Ballaststoffe stammen aus Erbsen und Zichorien.

Salami und Cervelatwurst sind fettreich. Ihr Fettgehalt liegt zwischen 30 % und 50 %. Auf der anderen Seite sind diese Wurstsor-

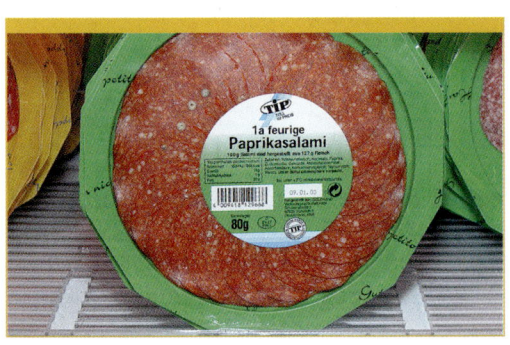

Hauchdünne
Salamischeiben
enthalten
wenig Fett pro
Scheibe

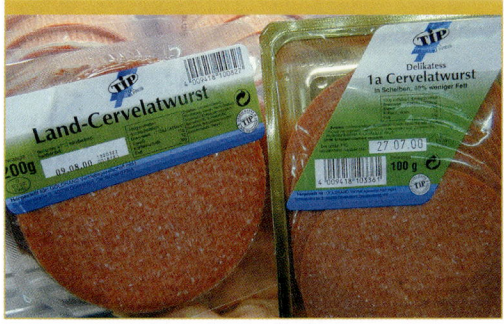

Cervelatwurst:
39 g Fett,
fettreduzierte
Cervelatwurst:
24 g Fett

je 100 g

ten auch sehr geschmacksintensiv. Werden sie hauchdünn geschnitten, wiegt eine Scheibe nur wenige Gramm und der tatsächliche Fettgehalt ist gering. Wer allerdings gleich 10 dieser Scheiben auf eine Scheibe Brot legt, der hat dieses Fettsparprinzip gründlich missverstanden.

Eine zweite Möglichkeit Fett zu sparen, bieten die vielen fettreduzierten Salami- und Cervelatwurst-Varianten. Ihr Fettgehalt liegt meist 30 % – 40 % niedriger als herkömmliche Salami/Cervelatwurst. Auch die fettreduzierten Varianten sind noch immer recht fettreiche Lebensmittel, deren Fettgehalt bei etwa 25 % liegt. Wer sie statt der normalen Sorten verzehrt, spart aber dennoch nicht unerheblich Fett ein.

Hähnchen- oder Putenfleisch in Aspik, Puten- oder Hähnchenbrustfilet und gekochter Schinken (Hinterschinken) gehören zu den fettärmsten Wurstsorten. Ihr Fettgehalt liegt zwischen 1 % und 5 %. Wer gern und viel Wurst isst, kann mit diesen Wurstsorten große Mengen Fett einsparen. Gemüse in Aspik ist ein fleischfreier Wurstersatz ohne Fett, der gleichzeitig beim Sammeln für *5 am Tag* (siehe *Frisches Obst und Gemüse*) hilft.

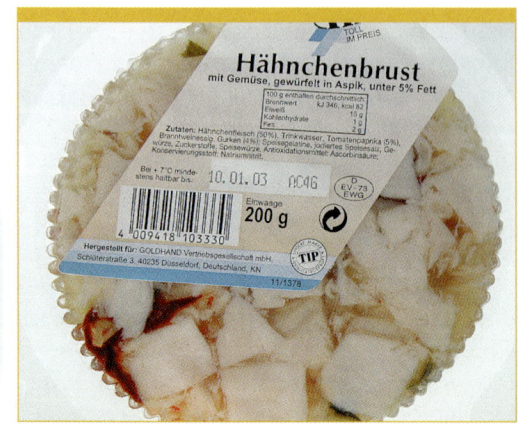

Hähnchen
in Aspik:
2 g Fett

je 100 g

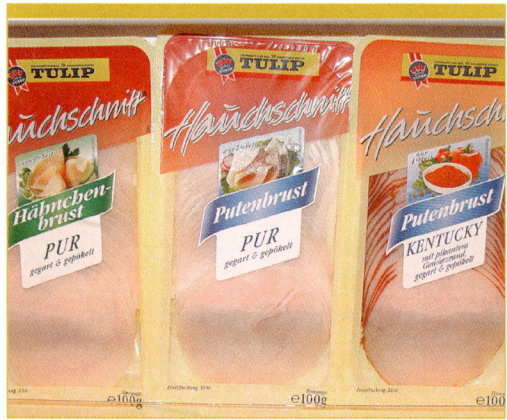

Putenbrust:
1 g Fett

je 100 g

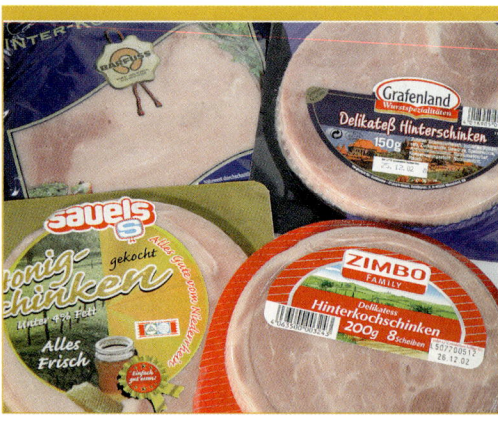

Gekochter
Schinken:
Ca. 3 g Fett

je 100 g

Feinkostsalate mit Wurst, Fleisch oder Fisch bringen Abwechslung in ein kaltes Abendessen. Einige Salate enthalten aber fettreiche Wurstsorten und sind zusätzlich durch einen hohen Majonäseanteil in der Sauce fettreiche Angelegenheiten. Da der größte Teil des Fetts in der Sauce steckt, gilt auch hier: helle und undurchsichtige Majo-Sauce – wahrscheinlich fettreich, rote und durchsichtige Ketchup-Sauce – fettarm. Neben den „roten" Sorten gibt es aber auch fett-reduzierte Feinkostsalate, die mit weniger Öl in der Majonäse hergestellt sind. Sie liegen im Fettgehalt zwischen den klassischen und den roten Sorten.

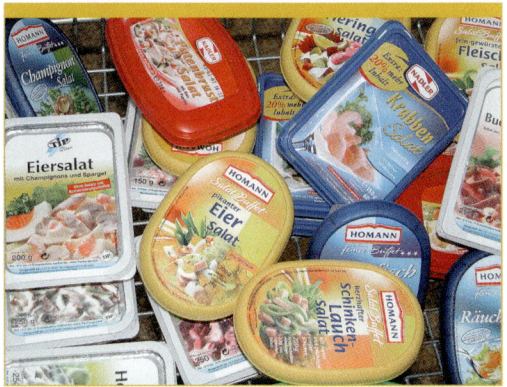

Feinkostsalate
mit
Majosaucen:
Fettreich

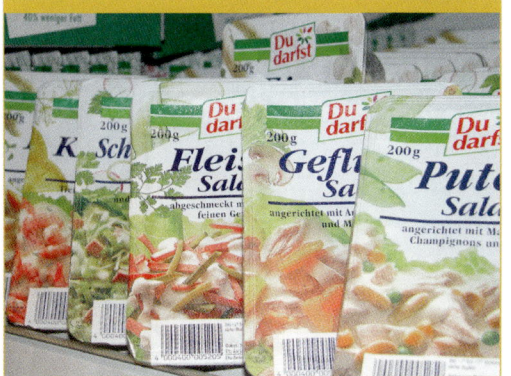

Fettreduzierte
Feinkostsalate

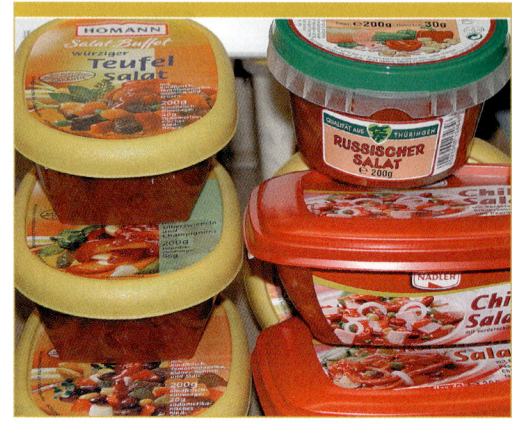

Fettarme
Feinkostsalate
mit roten
Ketchup-
Saucen

Streng genommen gehören Kraut- und Kartoffelsalate nicht in dieses Kapitel. Sie stehen aber im gleichen Regal, wie Feinkostsalate mit Wurst und Fleisch. Krautsalat als Beilage ist oft nicht allzu fettreich und ein gute Wahl. Dies gilt zumindest für Krautsalat in einem Essig – (wenig) Öl-Dressing. Krautsalat in hellem Majo-Dressing kann gut 3 x soviel Fett enthalten. Ganz ähnlich sieht die Situation bei Kartoffelsalaten aus. Hier ist die Variante mit Essig und Öl ebenfalls die deutlich fettärmere Wahl.

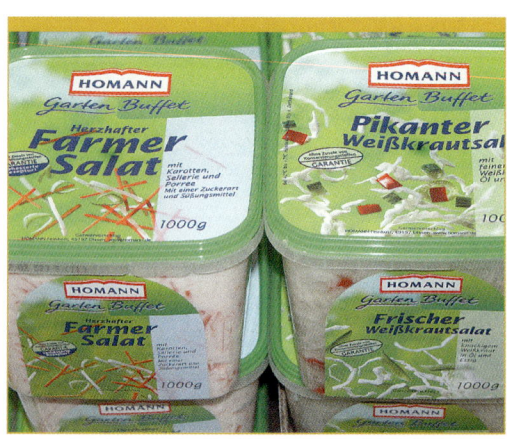

Farmersalat
18 g Fett

je 100 g

Weißkrautsalat
5,7 g Fett

je 100 g

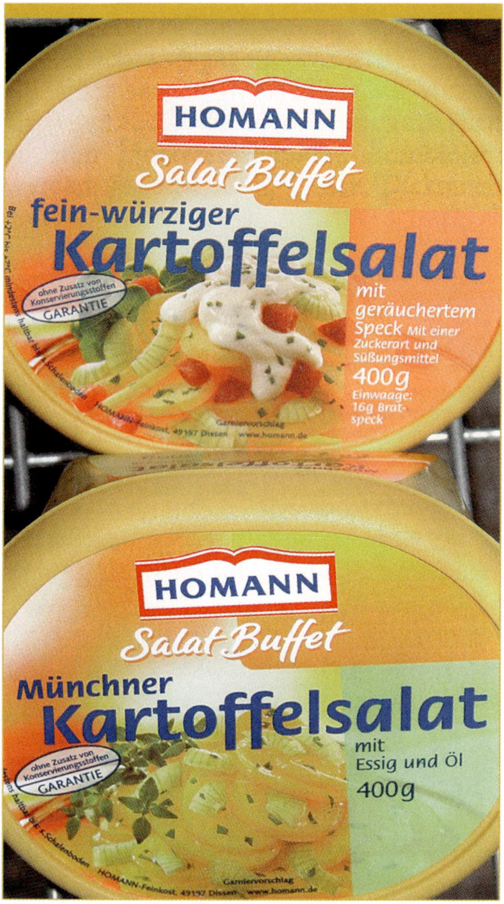

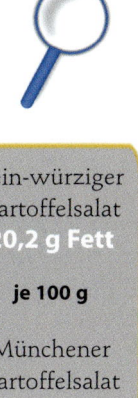

Fein-würziger
Kartoffelsalat
20,2 g Fett

je 100 g

Münchener
Kartoffelsalat
5,5 g Fett

je 100 g

Grillfans tun gut daran, fettreiche Bratwürste durch fettärmere Varianten zu ersetzen. Eine klassische Bratwurst hat einen Fettgehalt von 29 % (*Kalorien mundgerecht*). Bei einem Gewicht von 150 Gramm pro Wurst kommen allein bei einer Wurst 43 Gramm Fett zusammen. Fettreduzierte Bratwurstsorten liegen im Fettgehalt ca. 30 % – 40 % niedriger. Noch fettärmer geht es durch Schweinefilet, Puten- oder Hähnchenbrustfilet, Steak, Schnitzel, Kassler oder Schaschlik auf dem Grill.

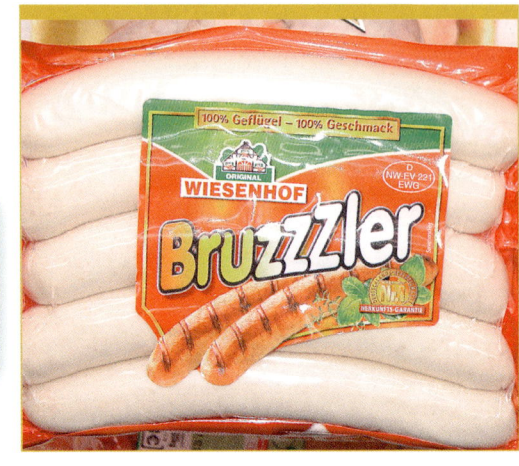

Geflügel-
Bratwurst:
15 g Fett

je 100 g

Noch fettärmer geht es beim Grillen mit Schweinefilet, Puten- oder Hähnchenbrustfilet, Steak, Schnitzel, Kassler oder Schaschlik.

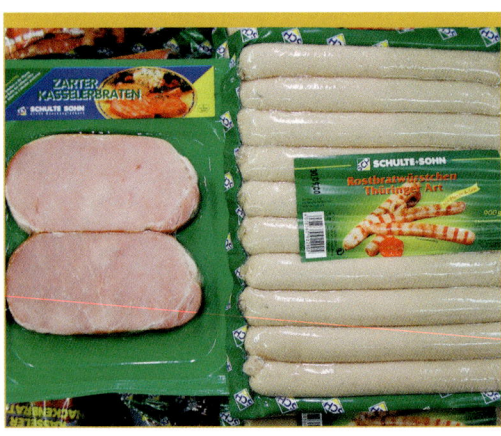

Kasseler
oder Steak:
Fettarme
Alternativen
zu Bratwurst

Wie viel Fleisch und Wurst ist optimal? Die Deutsche Gesellschaft für Ernährung rät: „Fleisch, Wurstwaren sowie Eier in Maßen zu essen. … Fleisch ist wegen des hohen Beitrags an verfügbarem Eisen und an den Vitaminen B1, B6 und B12 vorteilhaft. Mengen von 300 – 600 Gramm Fleisch und

Wurst pro Woche reichen hierfür aus. Bevorzugen Sie fettarme Produkte, vor allem bei Fleischerzeugnissen ..."

Fettreduzierte Wurstsorten und mageres Fleisch sind leider etwas teurer als die einfachen Wurstsorten und fettreiches Fleisch. Das liegt am hohen Magerfleischanteil, der teurer ist, als fettreicher Speck- und Schwarten, die in den einfachen Wurstsorten in größerer Menge enthalten sind. Ein paar Cent am Tag mehr sind für eine fettarme Wurst oder ein magereres Stück Fleisch aber gut investiert, denn sie helfen, viele Euro für teure Diäten einzusparen.

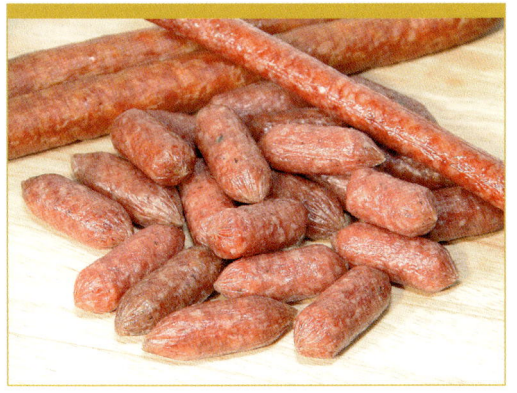

Mini-Salamis: fettreiche Snacks

Käse

Der Fettgehalt von Käse? Ganz schön verwirrend! Es gibt zwei unterschiedliche Arten, wie der Fettgehalt von Käse auf der Packung angegeben ist: Fett in Trockenmasse (Fett i. Tr.) und Fett absolut. Der Fettgehalt absolut gibt den tatsächlichen Fettgehalt pro 100 Gramm Käse an. Die weitaus meisten Käsesorten tragen auf der Verpackung aber (leider!) nicht den absoluten Fettgehalt, sondern „Fett i. Tr." als Aufdruck. Käse besteht aus Trockenbestandteilen (aus Milch) und Wasser. Die Angabe Fett i. Tr. bezieht sich nur auf den Trockenanteil. Je höher der Fettgehalt in diesem Trockenanteil und je niedriger der Wassergehalt eines Käses ist, desto höher sein absoluter Fettgehalt. Für Schnittkäse wie Edamer und Gouda gilt: knapp 50 % Wasseranteil. Daher liegt der absolute Fettgehalt etwas mehr als halb so hoch wie die Angabe Fett i. Tr.

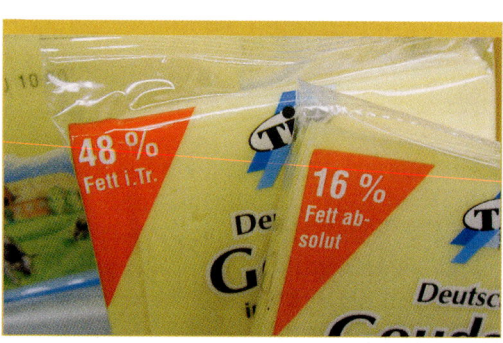

Angabe des
Fettgehalts bei
Käse:
% Fett i. Tr.
oder
% Fett absolut

Je höher der Wasseranteil eines Käses ist, desto weicher wird der Käse. Viel Wasser = weniger Fett. Weichkäse liegen daher im absoluten Fettgehalt unter Schnittkäsesorten der gleichen Fettstufe in der Trocken-

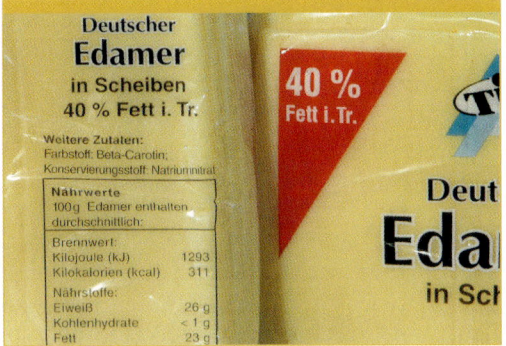

> Faustformel für Schnittkäse: Absoluter Fettgehalt = etwas mehr als die Hälfte von Fett i. Tr.

masse. Sehr wasserreich ist Quark, der zu den Frischkäsen gezählt wird. Sein tatsächlicher Fettgehalt liegt wesentlich unter dem Fettgehalt in Trockenmasse(siehe *Joghurt, Quark und Co., Vorwort*).

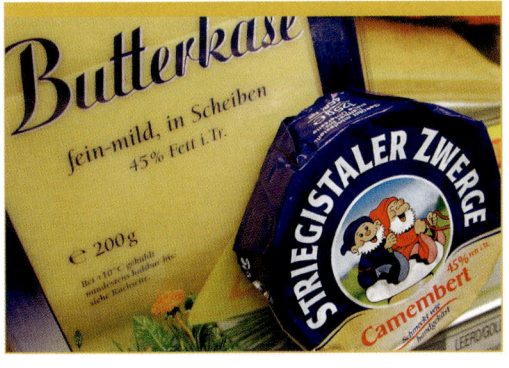

> Weichkäse: Bei gleicher Fettstufe i. Tr. etwas fettärmer als Schnittkäse

Die verwirrenden Fettangaben auf Käse haben historische Gründe. In der Nachkriegszeit war Milchfett knapp und findige Käsehersteller haben versucht, aus wenig Fett möglichst viel Käse herzustellen. Dazu haben Sie einfach den Wassergehalt des Käses erhöht. Der Staat sah dies als Täuschung des Bürgers an und verordnete die Fettangabe in Trockenmasse zur Auszeichnung der Käsequalität. Der Fettgehalt in der Trockenmasse ist unabhängig vom

Wassergehalt. Das Strecken des Käses mit Wasser machte fortan keinen Sinn mehr. Seit dieser Zeit wird der Fettgehalt von Käse mit Fett i. Tr. angegeben.

Klassische Schnittkäsesorten wie Gouda (48 % Fett i. Tr.), Leerdamer (45 % Fett i. Tr.) und Tilsiter (45 % Fett i. Tr.) haben nach *Kalorien mundgerecht* einen Absolutfettgehalt von 27 % – 30 %. Käseliebhaber kommen daher schnell auf beachtliche Fettmengen, wenn sie viel Käse verzehren.

> ***Fettspartipp 1:***
> *Käse dünner schneiden.*
> ***Fettspartipp 2:***
> *Streichfett unter fettreichem Käse weglassen.*
> ***Fettspartipp 3:***
> *Fettreduzierte Varianten probieren.*

Fettreduzierte Schnittkäse-Varianten haben meist die Fettstufe 30 % Fett i. Tr. Ihr Absolutfettgehalt liegt bei 15 % – 17 %. Durch den niedrigeren Fettgehalt sind die fettreduzierten Sorten bei Kühlschranktemperatur fester als die normalfetten Sorten. Für den optimalen Genuss ist es wichtig, fettreduzierten Käse frühzeitig aus dem Kühlschrank zu nehmen. So kann er sein Aroma am besten entfalten.

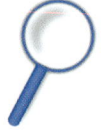

Fettreduzierte
Schnittkäse-
Sorten:
Ca. 10 – 17 g
Fett

je 100 g

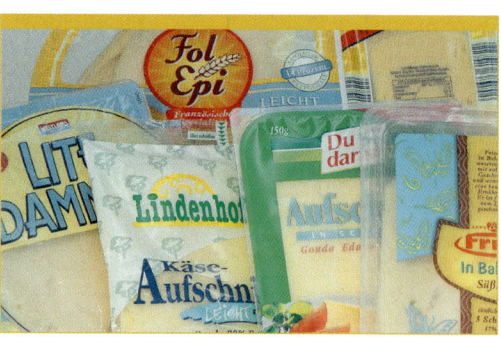

Ähnlich ist die Situation bei Weichkäse, z. B. Camembert. Die fettreichen Sorten haben bis zu 70 % Fett i. Tr. Absolut bedeutet dies einen Fettgehalt von bis zu 40 Gramm pro 100 Gramm. Sorten mit 45 % Fett i. Tr. sind schon fettärmer. Am geringsten ist der Fettgehalt bei Camemberts mit 30 % Fett i. Tr.

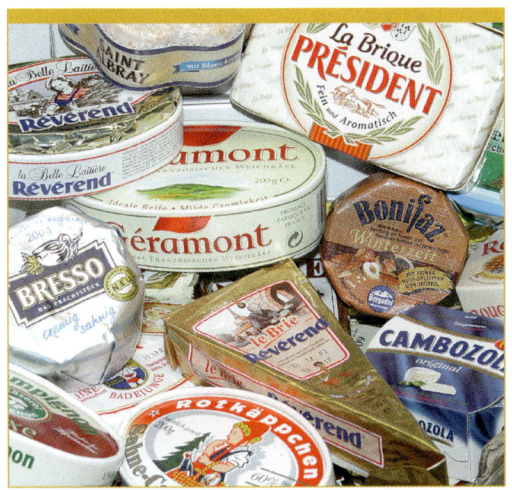

Fettreiche Weichkäse-Sorten mit 60 % – 70 % Fett i. Tr.

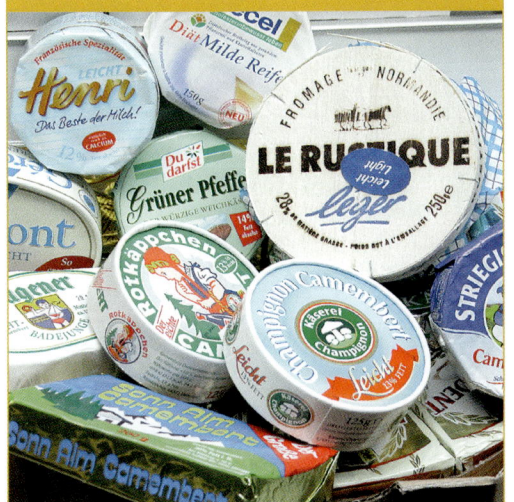

Weichkäse mit 30 % Fett i. Tr.: **Ca. 13 g Fett**

je 100 g

Der mit Abstand fettärmste Käse ist Harzer (Korbkäse, Handkäse, Mainzer, Ollmünzer Quargl). Er hat nur einen minimalen Fettgehalt von unter 1 Gramm pro 100 Gramm. Wer nach norddeutscher Sitte dick Schmalz unter den Harzer streicht, stellt den Fettspareffekt allerdings auf den Kopf.

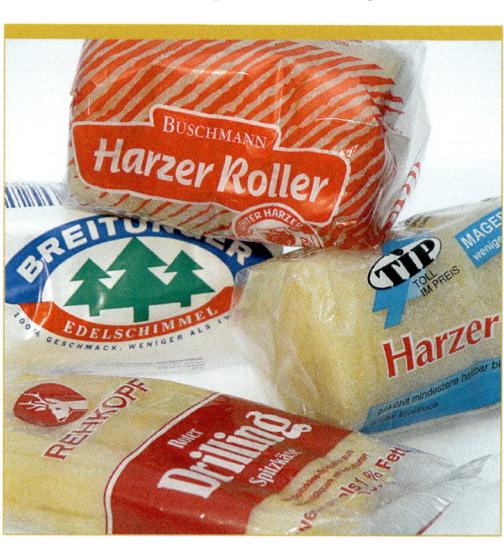

Harzer:
Max. 1 g Fett

je 100 g

Frischkäse à la Philadelphia, Buko oder Exquisa erfreuen sich großer Beliebtheit. Sie werden gern aufs Brot oder zum Backen von Käsekuchen verwendet. Die klassischen Sorten der Doppelrahmstufe (60 % bis 70 % Fett i. Tr.) sind trotz des hohen Wassergehalts fettreich. Sie enthalten etwa 30 Gramm Fett pro 100 Gramm. Glücklicherweise gibt es Frischkäse bereits in zwei niedrigeren Fettstufen: Rahmstufe (ca. 45 % Fett i. Tr.) und Halbfettstufe. Selbst mit Rahmstufe-Sorten kann man schon viel Fett einsparen. Die Vital- oder Buttermilch-Sorten in der Halbfettstufe haben sogar 80 % weniger Fett als Frischkäse der Doppelrahmstufe.

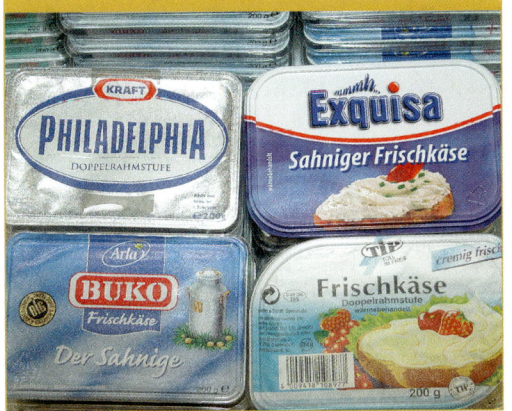

Frischkäse
Doppelrahm-
stufe:
Ca. 30 g Fett

je 100 g

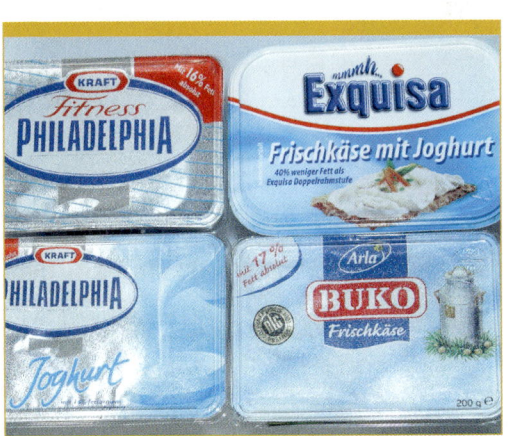

Frischkäse
Rahmstufe:
**Ca. 16 – 17 g
Fett**

je 100 g

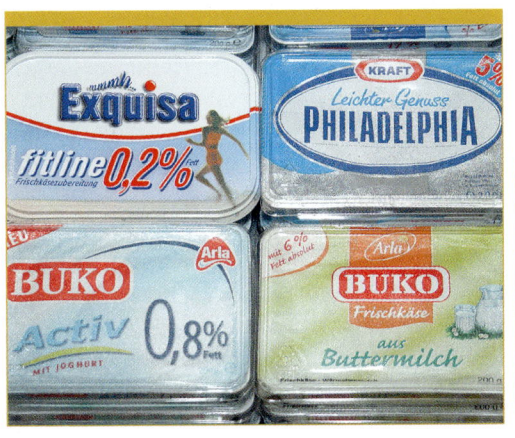

Frischkäse
Magerstufe
und
Halbfettstufe:
**Ca. 0,2 – 6 g
Fett**

je 100 g

Eine fettarme Alternative zu Streichfetten kann körniger Frischkäse (Cottage Cheese, Hüttenkäse) sein. Er wird gern unter Marmelade gegessen. Fast alle Sorten haben Halbfettstufe (20 % Fett i. Tr.). Der absolute Fettgehalt ist niedrig, er liegt bei ca. 5 %.

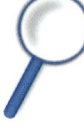

Körniger
Frischkäse
(Cottage
Cheese,
Hüttenkäse):
**Ca. 3,9 – 5 g
Fett**

je 100 g

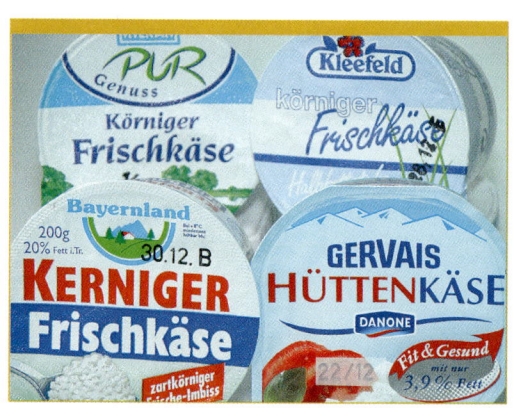

Parmesan ist ein sehr würziger italienischer Hartkäse mit einer Fettstufe von 35 % Fett i. Tr. Hartkäse enthalten wenig Wasser, daher ist der Absolutfettgehalt mit ca. 27 Gramm pro 100 Gramm höher als bei Schnittkäse oder Weichkäse vergleichbarer Fettstufen. Dennoch lässt sich mit Parmesan Fett einsparen. Denn die für einen kräftigen Käsegeschmack benötigten Mengen sind weit niedriger als bei anderen Käsesorten. Wenige Gramm Parmesan über Spaghetti oder einen Salat geraspelt ergeben bereits ein würziges Käsearoma.

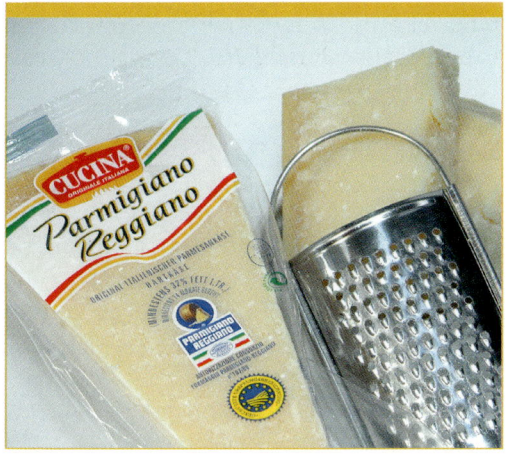

Parmesan:
Ca. 27 g Fett

je 100 g

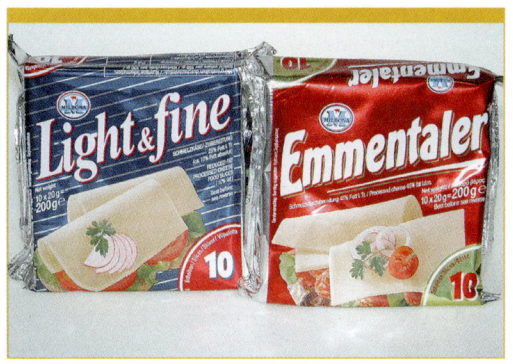

Schmelzkäse-
Scheiben:
Light 25 %
Normal 45 %
Fett i. Tr.

Auch Schmelzkäse-Ecken und -Scheiben gibt es in verschiedenen Fettstufen. Die Light-Varianten enthalten etwa halb so viel Fett.

Milch, Schmand und Sahne

Milch und Co. machen die Suche nach den fettarmen Alternativen einfach: Der Fettgehalt ist stets in Prozent auf der Packung angegeben. Milch selbst gibt es in drei Fettstufen: Magermilch (0,3 % Fett), fettarme Milch (1,5 % Fett) und Vollmilch (3,5 % Fett). Einige Landmilch-Sorten liegen im Fettgehalt noch knapp über Vollmilch (3,8 % Fett).

Magermilch:
0,3 g Fett

je 100 g

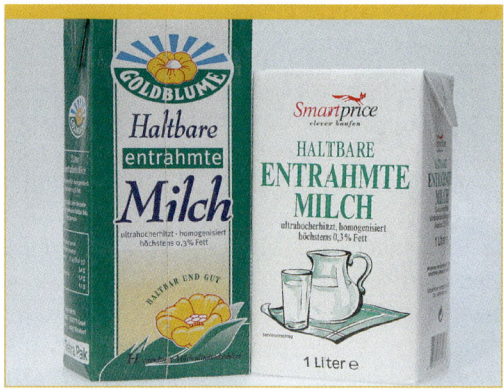

Fettarme Milch:
1,5 g Fett

je 100 g

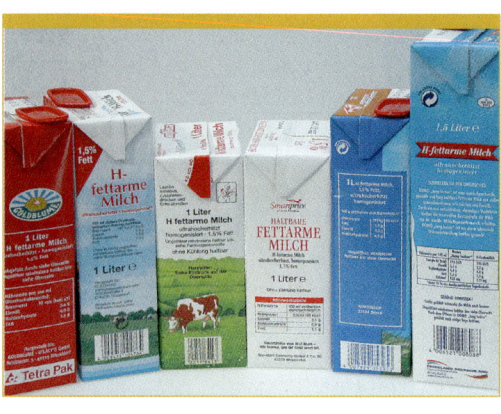

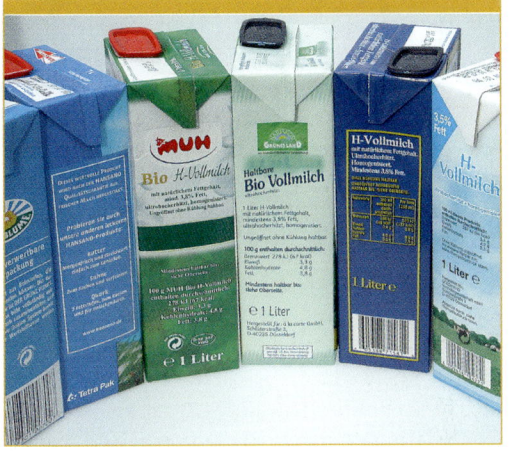

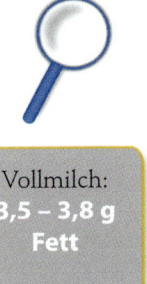

Vollmilch:
**3,5 – 3,8 g
Fett**

je 100 g

Wer tagtäglich nur einen Schuss Milch in den Kaffee gibt, der braucht sich über den Fettgehalt der Milch keine Gedanken zu machen. Wer dagegen viel Milch (Kakao!) trinkt, diese zur Zubereitung von Cornflakes, Müsli und Co. verwendet oder Puddings kocht, der kann durch fettarme Milch oder Magermilch einiges Fett einsparen. Fertige Milchmischgetränke gibt es in allen Fettstufen. Auch hier ist der Fettgehalt der verwendeten Milch auf der Packung aufgedruckt und erleichtert die fettarme Auswahl.

Sahne gehört zu den vielseitigsten Lebensmitteln im Haushalt. Sie wird zum Abschmecken fast aller Speisen eingesetzt, als Weißer im Kaffee und natürlich als Schlagsahnehäubchen auf dem Kuchen oder Dessert. Keine ganz fettarme Angelegenheit, denn Sahne enthält satte 30 % Fett, fast 9 mal soviel wie Vollmilch. Und es gibt ein weiteres Problem: Sahne ist so einfach anzuwenden, dass sie allein aus diesem Grund häufig in großen Mengen beim Kochen verwendet wird.

Sahne:
30 g Fett

je 100 g

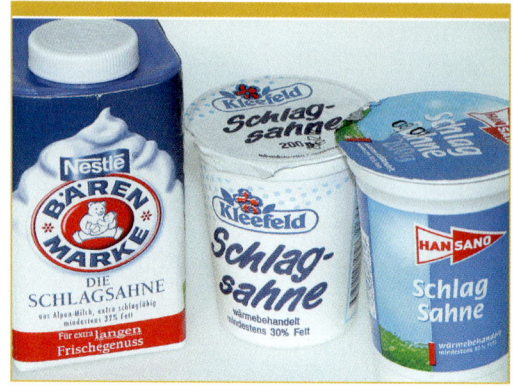

Zum Abschmecken vieler Gerichte gibt es gute Alternativen: Geringfügig Fett einsparen lässt sich durch die Verwendung von Schmand (20 % – 24 % Fett) statt Sahne. Saure Sahne (10 % Fett) eignet sich zwar nicht für alle Süßspeisen, aber zu Salaten und zum Abschmecken beim Kochen ist sie eine gute Alternative. Noch fettärmer geht es mit Kondensmilch, die es bereits in Fettstufen ab 3 % gibt (siehe *Kaffee, Tee und Kakao*), oder mit normaler Milch. Annähernd 50 % Fett kann man sparen, wenn man die Hälfte der Sahne durch Milch ersetzt.

Alternativen
zu Sahne:
Schmand,
saure Sahne
oder
Kondensmilch

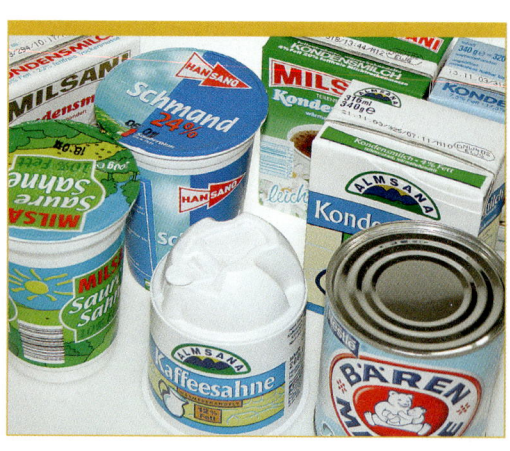

Für Kuchenliebhaber gibt es eine gute Alternative zur Schlagsahne (Schlagobers): Vanillesauce. Sie lässt sich nicht nur zu Apfelstrudel und Germknödel essen. Wer sie aus Milch (1,5 % Fett oder 3,5 % Fett) selbst kocht, spart große Mengen Fett gegenüber Schlagsahne ein.

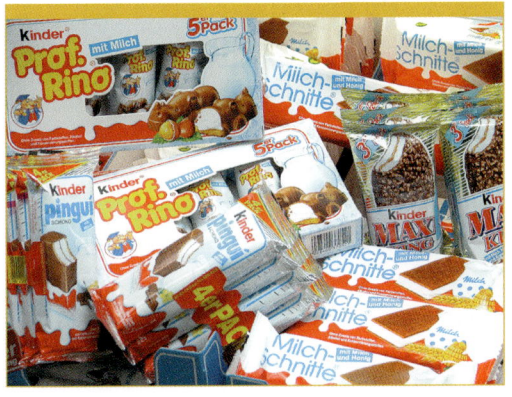

Milchschnitte:
7,4 g Fett
Prof. Rino
8,8 g Fett
Kinder Pingui:
9,2 g Fett
Maxi King:
12,5 g Fett

je Stück

Schnitten mit Milchfüllung gehören mehr in die Rubrik Süßigkeiten oder Kuchen. Ein gewisser Milchanteil ist für diese süßen Snacks ein wichtiges Werbeargument, denn er lässt ein „gesundes" Lebensmittel erwarten. Vom Nährwertgehalt liegen solche Schnitten und Snacks allerdings näher an Kuchen als an Milch. Ein Fettanteil von 20 % bis Mitte 30 % macht sogar Schokoriegeln Konkurrenz. Allerdings ist die Portionsgröße nur etwa halb so groß, so dass der Fettgehalt pro Schnitte weit unter dem Fettgehalt eines normalen Schokoriegels (etwa 15 Gramm Fett pro Riegel) liegt. Wer es bei einer Schnitte belässt, fährt fettmäßig besser als mit einem Schokoriegel. Wer hingegen viele Schnitten mit Milchfüllung verspeist, sollte einen Blick auf die Nährwertinformation riskieren und fettärmere Alternativen auswählen.

Joghurt, Quark und Co.

„Täglich Milch und Milchprodukte!" Das rät die Deutsche Gesellschaft für Ernährung. Gleichzeitig heißt es in den 10 neuen Regeln für Essen und Trinken: „Bevorzugen Sie fettarme Produkte, vor allem bei … Milchprodukten."

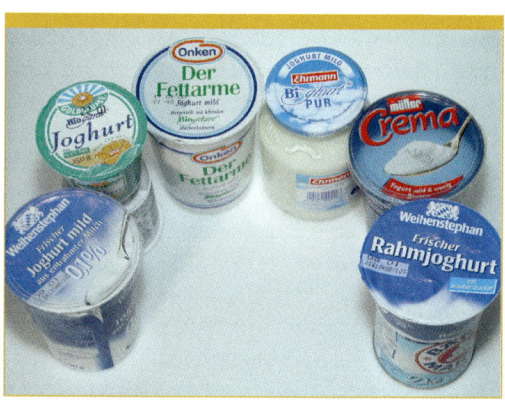

Naturjoghurt in unterschiedlichen Fettstufen **von 0,1 bis 10 g Fett** je 100 g

Kein Problem, denn *Fettfalle Supermarkt* hilft, die fettarmen Alternativen zu finden. Ob Joghurt, Dickmilch, Pudding, Milchreis, alle Milchprodukte tragen einen Aufdruck mit dem prozentualen Fettgehalt der verwendeten Milch, z. B. „Fruchtjoghurt aus Vollmilch mit 3,5 % Fett". Bei Naturjoghurts ist dieser Fettgehalt auch der tatsächliche Fettgehalt im Joghurt (sie enthalten puren Joghurt). Die klassischen Fettstufen sind 0,3 % (Magerjoghurt), 1,5 % (fettarmer Joghurt), 3,5 % (Vollmilchjoghurt) und 10 % Fett (Sahnejoghurt). Mittlerweile gibt es aber immer mehr Zwischenstufen.

Bei einem Fruchtjoghurt ist etwa 20 % fettfreie Fruchtzubereitung enthalten, so dass
der tatsächliche Fettgehalt etwas niedriger
liegt als bei den Naturjoghurts. Der Aufdruck des tatsächlichen Fettgehalts auf den
Joghurtbecher ist für die Hersteller keine
Pflicht. Da die Abweichungen vom Fettgehalt der verwendeten Milch aber gering
sind, kann man die Information „... aus
Magermilch", „... aus fettarmer Milch" oder
„... aus Vollmilch" jedoch sehr gut als Orientierung nehmen.

Im Handel gibt es unzählige Fruchtjoghurts
in den Fettstufen mager bis sahnig. Im Geschmack unterscheiden sie sich meist weit
weniger als im Fettgehalt. Sorten aus
Magermilch oder fettarmer Milch schmecken oft genau so gut wie die fettreicheren
Sorten. Probieren und finden Sie Ihre lecker-
sten fettarmen Sorten heraus.

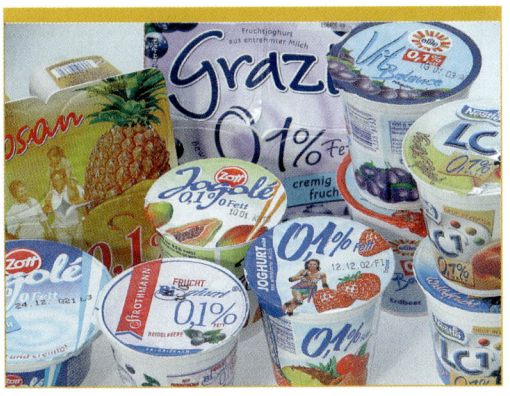

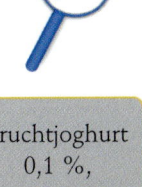

Fruchtjoghurt
0,1 %,
praktisch
fettfrei

Fettreiche Sahnejoghurts liegen im Fettgehalt etwa dreifach über Vollmilchjoghurt.
Sahne-Fruchtjoghurt gibt es sogar als
zuckerreduzierte Diät-Version. Hier wurde
bei vollem Fettgehalt der Zucker durch Süß-
stoffe ersetzt. Wer glaubt, solch ein Joghurt

Fettfalle Supermarkt – Finden Sie die fettarmen Alternativen

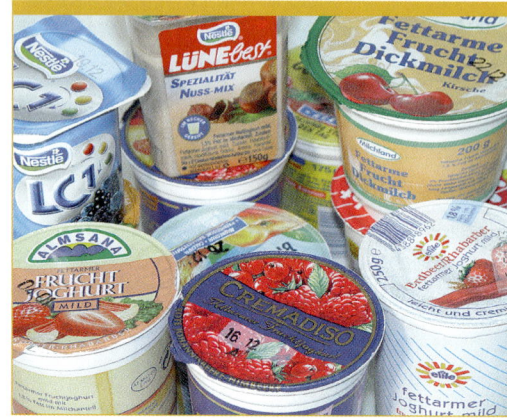

Fruchtjoghurt
aus fettarmer
Milch
(1,5 %),
**Fettgehalt
Ca. 1,4 g**

je 100 g

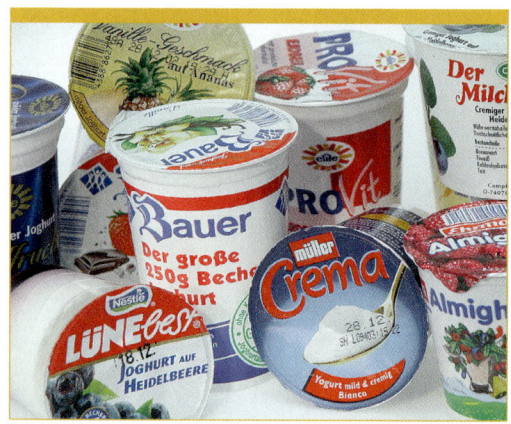

Fruchtjoghurt
aus Vollmilch
(3,5 %),
**Fettgehalt
Ca. 3 g**

je 100 g

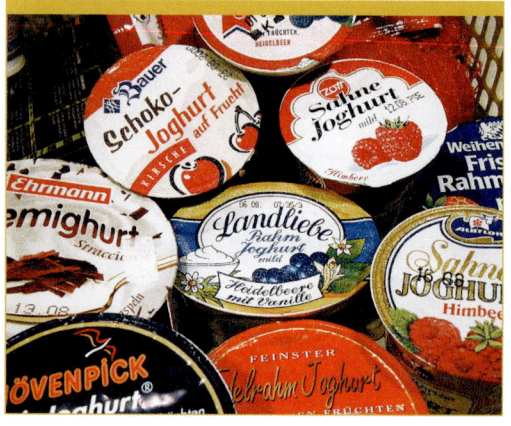

Sahne
Fruchtjoghurt,
**Fettgehalt
Ca. 8 g**

je 100 g

wäre ein leichtes Lebensmittel, der irrt: Fettgehalt 8,3 g, 118 Kalorien pro 100 Gramm.
Das ist auch in Kalorien gerechnet um
einiges mehr als ein Fruchtjoghurt aus
Magermilch oder fettarmer Milch, der mit
normalem Zucker gesüßt ist.

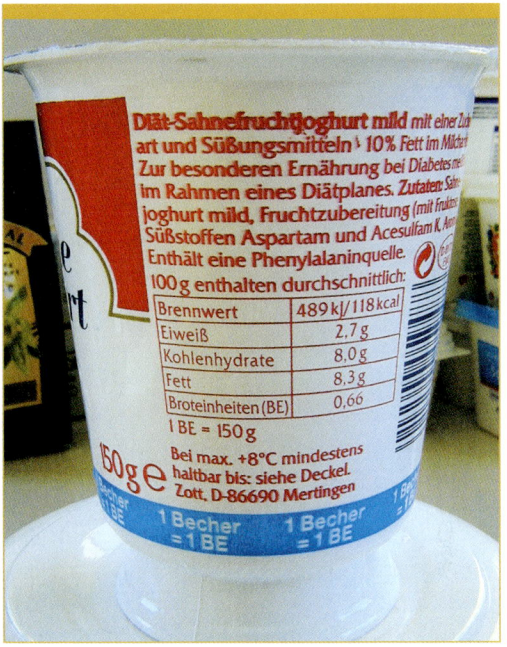

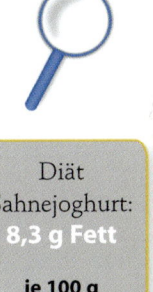

Diät
Sahnejoghurt:
8,3 g Fett

je 100 g

Fruchtjoghurt gibt es nicht nur in unterschiedlichen Fettstufen, sondern auch in
sehr unterschiedlichen Becher- oder Glas-
größen: Von 100 Gramm bis 1000 Gramm.
Je nach Bechergröße ist die Fettmenge
z. B. bei einem 150 Gramm Becher Fruchtjoghurt aus Vollmilch (3 g Fett/100 g) mit
4,5 Gramm gesamt noch gering. Bei einem
ganzen Kilo kommen immerhin knapp
30 Gramm Fett zusammen. Neben der Fettstufe zählt – wie bei allen Lebensmitteln –
auch die verspeiste Menge erheblich (siehe
auch *Vorsicht Portionsgröße!*).

Vollmilch-
Fruchtjogurt:
**4,5 g Fett
und fast
30 g Fett**

je Becher

Bei Quark ist es mit den Fettstufen etwas komplizierter, denn der Fettgehalt wird, wie bei Käse üblich, in Fett i. Tr. = Fett in Trockenmasse angegeben. Quark natur gibt es in drei Hauptfettstufen: Magerquark, Speisequark mit 20 % Fett i. Tr. und Speisequark mit 40 % Fett i. Tr. Diese Zahlen lassen einen hohen Fettgehalt befürchten. Durch seinen hohen Wassergehalt liegt der tatsächliche Fettgehalt viel niedriger: Magerquark unter 1 g/100 g, Speisequark mit 20 % Fett i. Tr. 5 g Fett /100 g und Speisequark mit 40 % Fett i. Tr. 11 g Fett/100 g. Selbst ein Speisequark mit 40 % Fett i. Tr. (Sahnequark) ist keine Fettbombe. Wer ihn als „Klebstoff" unter Marmelade, Wurst oder Käse streicht, kann im Vergleich zu Butter oder Margarine (Fettgehalt 82 g/100 g) sogar erheblich Fett einsparen.

Sogenannte Cremequarks sind Magerquarks, die besonders hergestellt werden. Dadurch schmecken sie cremiger als normale Magerquarks, enthalten aber genau so wenig Fett. Wer sich mit normalem Magerquark nicht so recht anfreunden mag, sollte diese Cremequarks ausprobieren. Cremequarks lassen sich auch selbst aus normalen

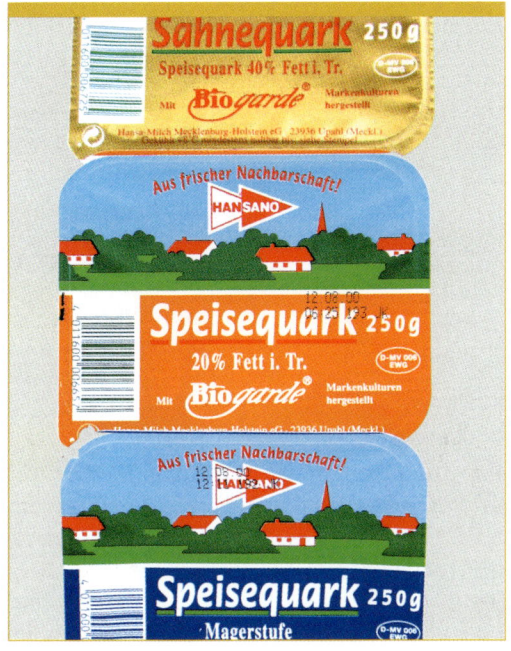

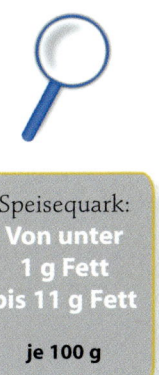

Speisequark:
**Von unter
1 g Fett
bis 11 g Fett**

je 100 g

Magerquarks herstellen: Dazu verquirlt man Magerquark mit einer geringen Menge kohlensäurehaltigen Mineralwassers für mehrere Minuten – am besten mit einem Mixer.

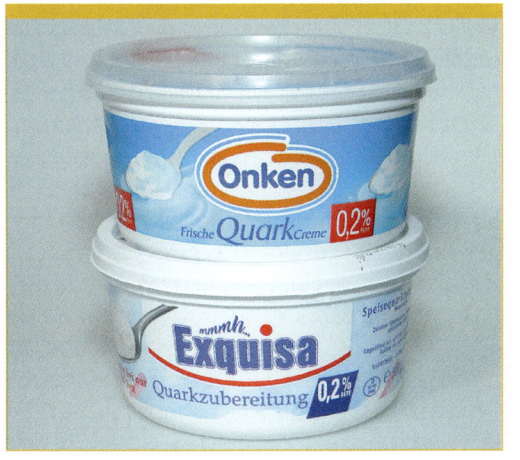

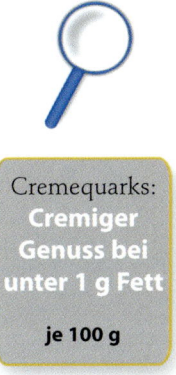

Cremequarks:
**Cremiger
Genuss bei
unter 1 g Fett**

je 100 g

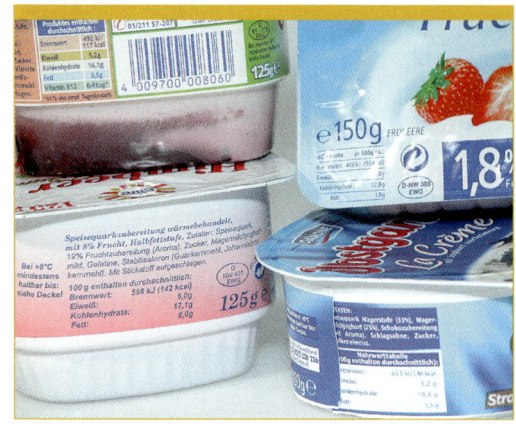

Fruchtquark
trägt meist
eine Nährwert-
information

Für Fruchtquarks gilt das gleiche wie für Fruchtjoghurts: Ihr Fettgehalt leitet sich vom Fettgehalt des verwendeten Quarks ab. Durch den fettfreien Fruchtanteil liegt der Fettgehalt auch hier etwas unter dem von Quark pur. Auf den meisten Fruchtquarks ist nicht nur die verwendete Fettstufe, sondern auch der Nährwertgehalt deklariert.

Neben Joghurt und Quark gibt es Kefire, Buttermilch-Desserts, Puddings, Milchreis, Griespuddings, Schokocremes, Mousse und vieles mehr in den Kühlregalen. Auch bei diesen Produkten ist der Fettgehalt der Milchbasis deklariert, zumeist auch der tatsächliche Fettgehalt pro 100 Gramm aufgedruckt. Auf jeden Fall lohnt der Blick auf die Verpackung, denn solche Desserts unterscheiden sich z. T. erheblich im Fettgehalt.

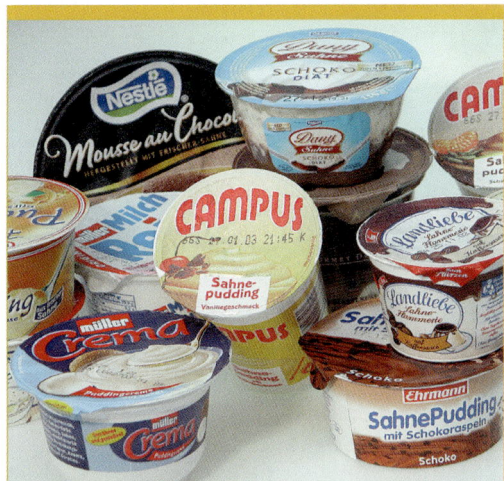

Desserts:
Orientieren Sie
sich am
Packungs-
aufdruck

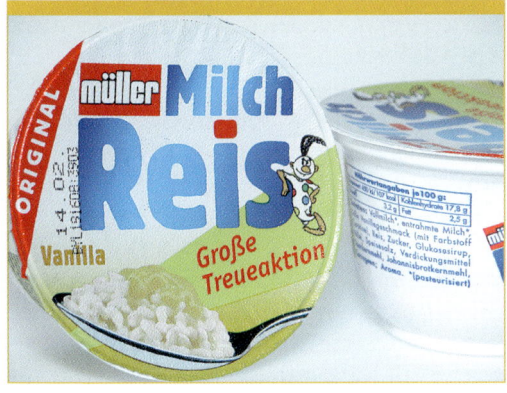

Milchreis-
Desserts:
2,5 g Fett

je 100 g

Tiefkühlkost

Tiefkühlkost wird immer beliebter, weil sie schnell und einfach zuzubereiten ist. Vom Frühstücksbrötchen bis zum Dessert, fast alles gibt es schon tiefgekühlt. Das Tieffrieren ist eine sehr schonende Art der Lebensmittelkonservierung und erleichtert die Vorratshaltung gerade in Einpersonenhaushalten erheblich. Tiefkühlkost erleichtert fettarmes Essen! Fast alle Lebensmittel in den Truhen der Supermärkte tragen einen Aufdruck mit dem Gehalt an Fett, Eiweiß und Kohlenhydraten. So kann man vortrefflich Produkte vergleichen und eine fettarme Auswahl treffen.

Für die schnelle Mahlzeit zwischendurch sind belegte Baguettes ideal. Etwa 10 Minuten im Ofen aufbacken, fertig. In einer Kombi-Mikrowelle geht es sogar noch schneller (und energiesparender). Baguettes müssen nicht fettreich sein. Sorten mit Schinken, Thunfisch oder Champignons liegen im Fettgehalt häufig niedriger, als solche mit Käsesauce oder Salamibelag. Die Doppelpacks erlauben es, je nach Appetit nur eines oder gleich beide Baguettes aufzubacken.

Champignon
Baguette:
7 g Fett

je 100 g

Durchschnittliche Nährwerte:		
	100 g	1 Stück (125 g)
Energie	905 kJ	1133 kJ
	215 kcal	269 kcal
Eiweiß	8 g	10 g
Kohlenhydrate	30 g	38 g
Fett	7 g	8,8 g
BE	2,5	3,1

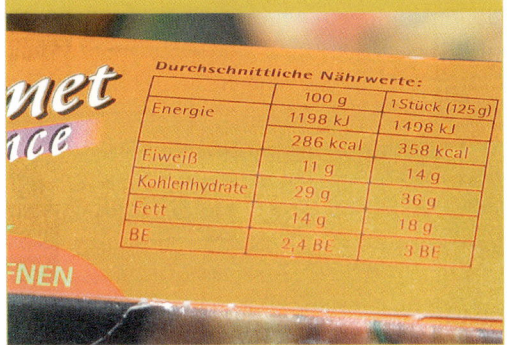

Provence
Baguette:
14 g Fett

je 100 g

Um es dem ständig im Stress lebenden modernen Menschen möglichst einfach zu machen, gibt es tiefgekühlte Fertiggerichte zum Anbraten in der Pfanne. Für die Zubereitung eines schmackhaften Essens bedarf es einzig eines Herdes, einer Pfanne, eines Bratenwenders, eines Tellers und einer Gabel. Zeitaufwand: etwa 10 Minuten.

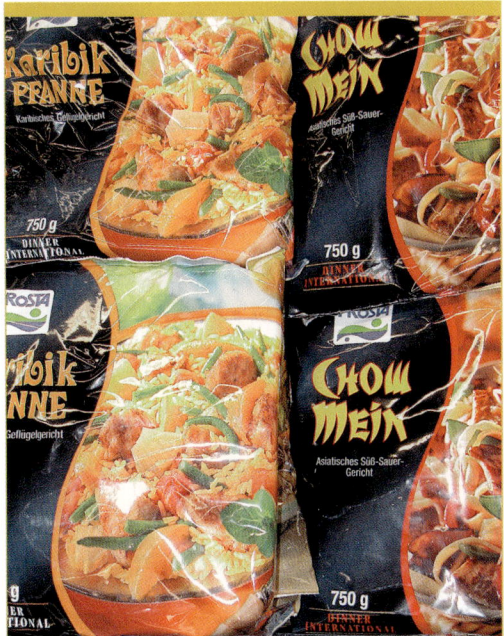

Fettarme
Fertiggerichte
für die
Bratpfanne:
Karibik Pfanne
& Chow Mein

So verwundert es nicht, dass diese Lebensmittel boomen. Und wie steht es mit dem Fettgehalt? Nicht schlecht! Viele der Fertigpfannen haben einen niedrigen Fettgehalt von wenigen Gramm pro 100 Gramm. In jedem Fall lohnt auch hier der Blick auf die Nährwertinformation, um die fettreicheren von fettärmeren Pfannengerichten zu trennen. Ein wenig Fett kommt teilweise noch als Bratfett hinzu. Wer eine Teflonpfanne verwendet und diese vorher sehr dünn mit Öl auswischt oder aussprüht, kann auch hier noch Fett einsparen.

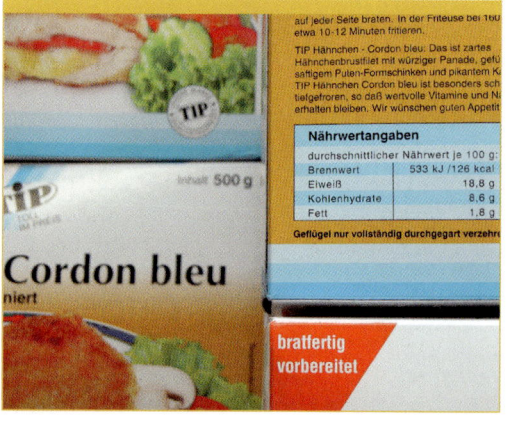

Panaden beeinflussen den Fettgehalt deutlich

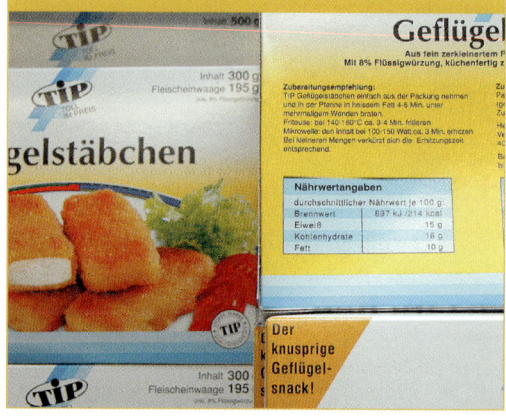

Das Tiefkühlregal bietet auch Geflügel in den unterschiedlichsten Variationen. Geflügelfleisch ist von Hause aus sehr fettarm, wenn es ohne Haut verarbeitet wird. Durch unterschiedlich zusammengesetzte Panaden kann der Fettanteil auch höher liegen, wie das Beispiel Geflügelstäbchen und Hähnchen Cordon bleu zeigt. Dazu kommt bei panierten Lebensmitteln oft noch eine kräftige Portion Fett für das Anbraten in der Pfanne. Häufig lassen sich panierte Lebensmittel auch gut im Backofen ohne weiteres Fett auf Backpapier zubereiten.

Bei der schnellen Pizza aus der Kühltruhe sieht es ganz ähnlich aus. Es gibt große Unterschiede im Fettgehalt. Pizzas mit weniger als 5 Gramm Fett und solche mit mehr als 15 Gramm Fett (pro 100 Gramm Pizza) finden sich in den Tiefkühlregalen. Um auf den Fettgehalt der ganzen Pizza zu kommen, muss man den Fettgehalt pro 100 Gramm aber noch mit dem Gewicht der Pizza mal nehmen. Dies liegt meist zwischen 300 und 400 Gramm. Bei einer Pizza von 400 Gramm ergibt der Fettgehalt pro 100 Gramm mal vier den Fettgehalt der ganzen Pizza. Eine relativ fettarme vegetarische Pizza (5 g Fett/100 g) kommt dann auf 20 Gramm Gesamtfett, eine Salamipizza (15 g Fett/100 g) gar auf 60 Gramm!

Ein guter Tipp ist das Aufpeppen der typischerweise recht fettarmen Pizza Margherita oder Pizza Vegetale mit weiteren fettarmen Köstlichkeiten. Die Sorten Margherita und Vegetale sind so etwas wie die Basis-Pizzen: Hefeboden, Tomatensauce, Gemüse, Käse und Gewürze. Sie liegen im Fettgehalt um 5 Gramm Fett pro 100 Gramm. Eine Margherita oder Vegetale lässt sich zum Beispiel mit einer Extra-Portion Zwiebeln, Pilzen, Paprika, Tomaten, Ananas usw. belegen, *5 am Tag* lässt grüßen. Wer Thunfisch liebt, belegt sie mit Thunfisch im eigenen Saft aus der Dose. Auch Krabben oder Kochschinken sind beliebt und fettarm. Beim Würzen sind keine Grenzen gesetzt: Frische Kräuter, Basilikum, Knoblauch, Oregano, Tabasco … – wie es beliebt. Wem der Käse nicht ausreicht: Edamer mit 30 % Fett i. Tr. fein geraspelt oder ein bis zwei Teelöffel geriebenen Parmesan über die Pizza streuen.

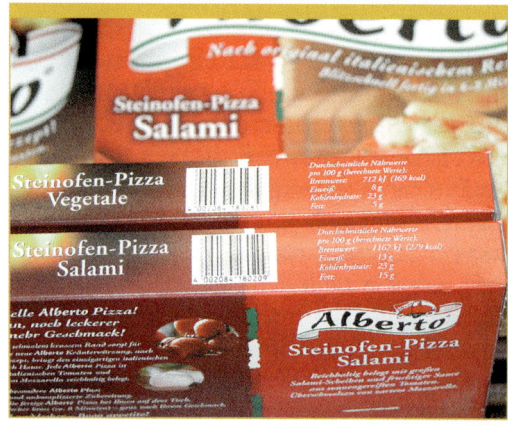

Pizza kann sich im Fettgehalt stark unterscheiden

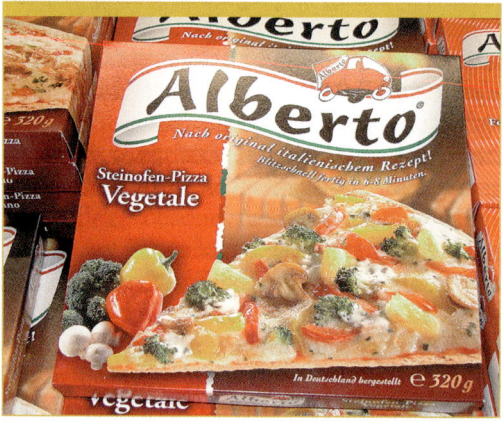

Pizza Vegetale oder Margherita: Fettarme Basis für eigene Kreationen

Lebensmittel, die in der Friteuse zubereitet werden, sind oft fettreiche und schwere Angelegenheiten. Hier kann das Tiefkühlregal helfen, erheblich Fett einzusparen! Die Versionen aus dem Tiefkühlregal können sehr fettsparend im Backofen auf Backpapier zubereitet werden. Das beste Beispiel dafür sind Pommes frites für den Backofen. Ihr Fettgehalt liegt je nach Hersteller bei 3 % – 7 %. Verglichen mit den Kartoffelstreifen vom Fastfood Restaurant um die Ecke, die etwa 11 % Fett enthalten, spart man einiges an Fett. Die Hersteller

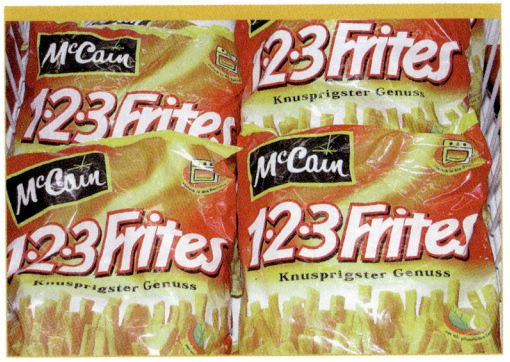

Pommes frites
für den
Backofen:
Fettarm
und lecker

besprühen die Pommes für den Backofen vor dem Tieffrieren hauchdünn mit Öl, das ist wichtig für den Geschmack und die Bräunung. Pommes aus der Friteuse dagegen saugen sich beim Frittieren mit Frittierfett voll. Das macht den Unterschied im Fettgehalt aus. Wer Backofen-Pommes dann noch mit Ketchup oder einer roten Sauce statt mit Majo isst, der hat aus einer schweren Mahlzeit ein viel leichteres Essen gemacht. Backofen-Frites und ähnliche Produkte sollten bei maximal 175 °C im Ofen gebacken werden (am besten mit Heißluft), damit möglichst wenig krebserregendes Acrylamid entsteht.

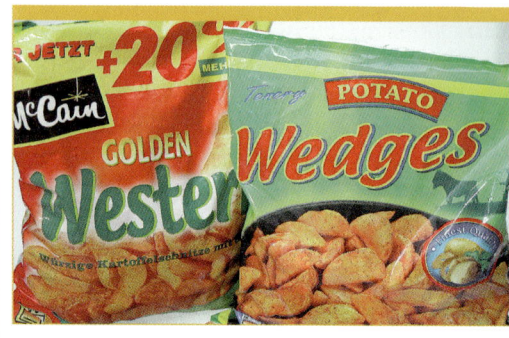

Western
Potatoes
oder Wedges:
ca. 5 g Fett

je 100 g

Wie wäre es mit einer China- oder Frühlingsrolle aus dem Tiefkühlregal, fettsparend im Backofen überbacken? Auch hier liegt der Fettgehalt mit etwa 5 % wesentlich unter dem einer frittierten Frühlingsrolle. Die ganz fettarmen Tiefkühl-Frühlingsrollen kann man sogar von oben noch dünn mit Öl, am besten Sesamöl, bepinseln bevor sie überbacken werden. Das gibt eine knusprige und noch immer recht fettarme Frühlingsrolle.

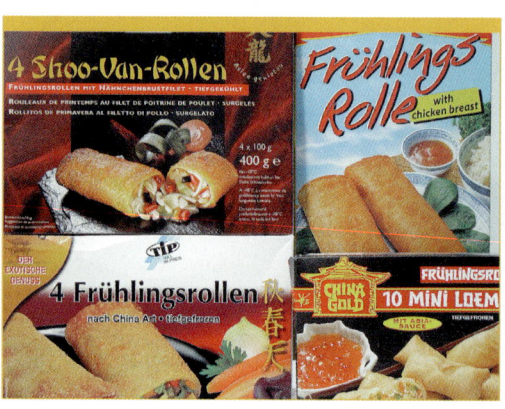

Frühlingsrollen
zum
Überbacken:
ca. 5 g Fett

je 100 g

Wem das Gemüseschnippeln zu aufwendig ist, für den kann das Tiefkühlregal die Rettung von *5 am Tag* (siehe *Frisches Obst und Gemüse*) bedeuten. Dort gibt es viele vorgewaschene und vorgeschnittene Gemüsesorten, fertig zum sofortigen Einsatz in Topf, Pfanne oder Mikrowelle. Probieren Sie Champignons, Porree, Zwiebeln, Erbsen, Karotten, Bohnen, Mais, Kohl, Paprika u. a. Gemüsesorten aus den Tiefkühltresen. So schaffen Sie *5 am Tag* spielend ohne großen Zeitaufwand. Fett ist bei den Gemüsesorten sowieso kein Thema. Es sei denn, es handelt sich um fertig gewürzte Gemüsepfannen oder Buttergemüse. Diese können auch Fett in unterschiedlicher Menge enthalten. Ein Blick auf die Nährwertinformation oder Zutatenliste hilft hier weiter. „Rahmspinat" verheißt vom Namen ein fettreiches Lebensmittel. Tatsächlich ist der Fettgehalt mit ca. 5 % im Rahmen, weil Sahne nur in geringen Mengen zum Verfeinern zugegeben wurde.

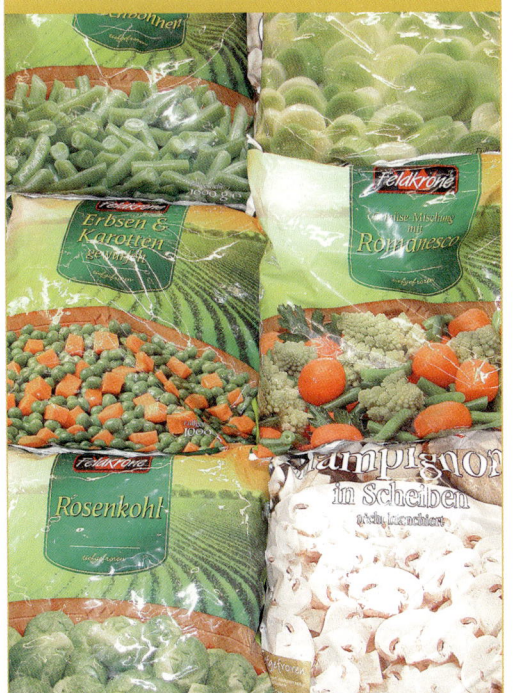

Gemüse aus der Truhe: Einfacher geht es nicht mehr

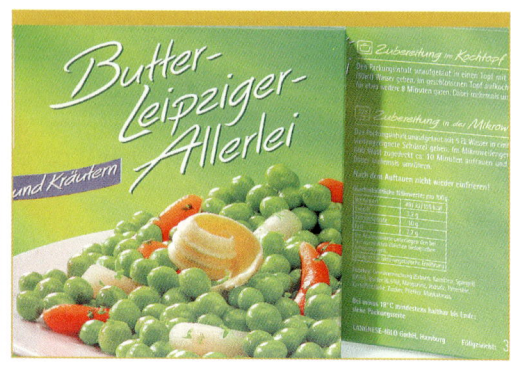

Manchmal
wurde bereits
Fett
(hier Butter)
zugegeben

Natürlich gibt es auch Eis der unterschiedlichsten Sorten im Tiefkühlregal. Von stark
fettbeladen bis fettfrei reicht hier die Spanne. Eine gute Orientierung gibt bereits die
Bezeichnung: Eiscreme ist meist fettreich,
Fruchteiscreme schon fettärmer, Milch-
speiseeis hat wenig Fett und Fruchteis oder
Sorbets sind fettfrei. Eine Schokoladen-
glasur oder -umhüllung kann den Fettgehalt noch einmal kräftig erhöhen. Fruchtsorten ohne Schokolade liegen fettmäßig
meist recht gut.

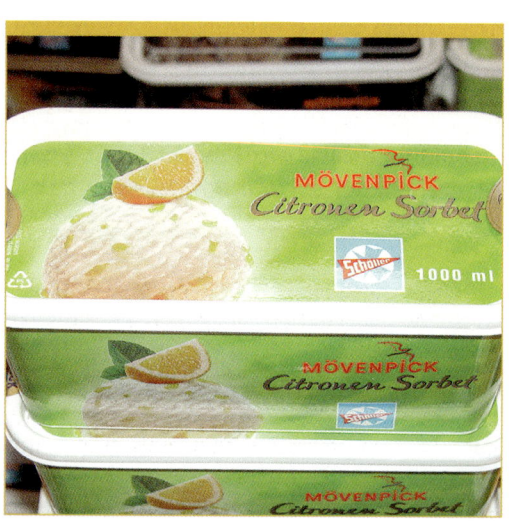

Eine fettfreie
Wahl: Sorbets

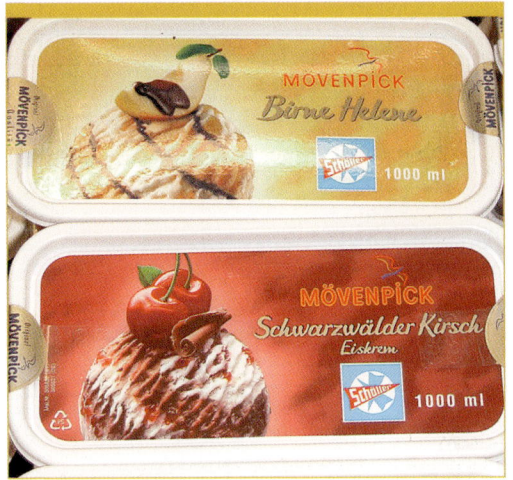

Fruchteiscreme:
zwischen
**6,1 und
10,2 g Fett**

je 100 g

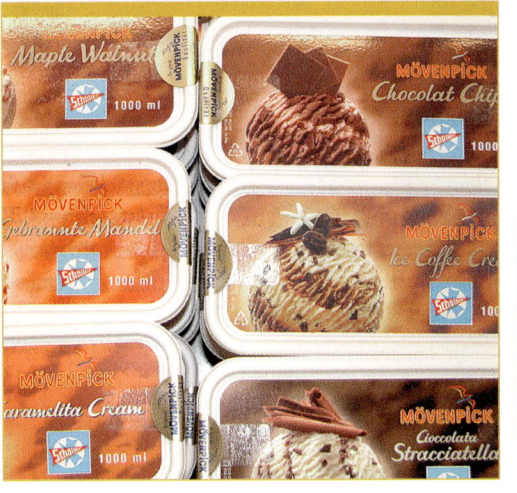

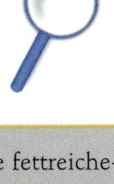

Die fettreiche-
ren Varianten:
**zwischen
10 und 20 g
Fett**

je 100 g

Auch allerlei Brötchen und Brotsorten hält
das Tiefkühlregal zum Auftauen bereit.
Wie bei den frischen Kollegen gelten hier
die gleichen Prinzipien in Sachen Fettgehalt: Brot und Brötchen sind fettarm oder
fettfrei, Croissants und anderes Blätterteig-
gebäck eher fettreich. Fettreich sind auch
Kräuter- oder Butter-Baguettes, die schon
eine ordentliche Menge Butter enthalten.

Brot und
Brötchen
aus der
Tiefkühltruhe

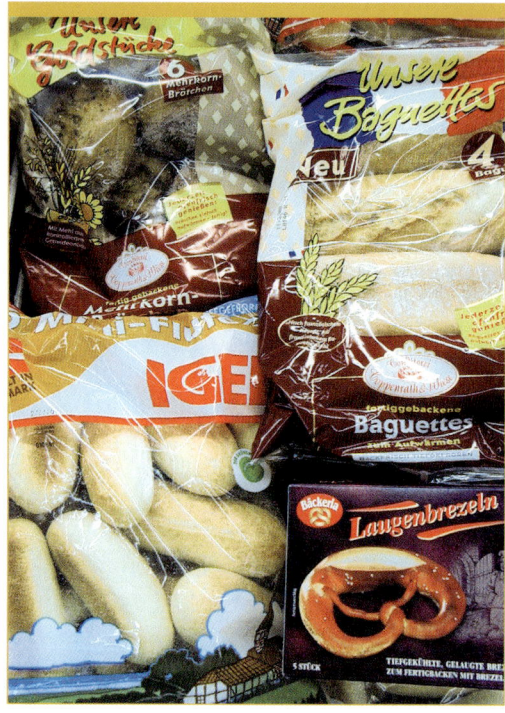

Eine gute Alternative können Salzbrezeln zum Aufbacken sein. Sie sind saftig und lecker, enthalten jedoch nur sehr wenig Fett.

Brezeln zum
Aufbacken:
fettarm

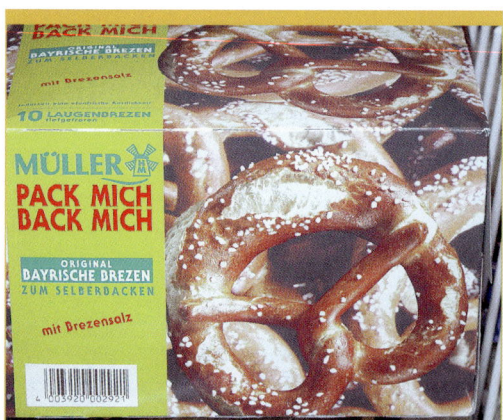

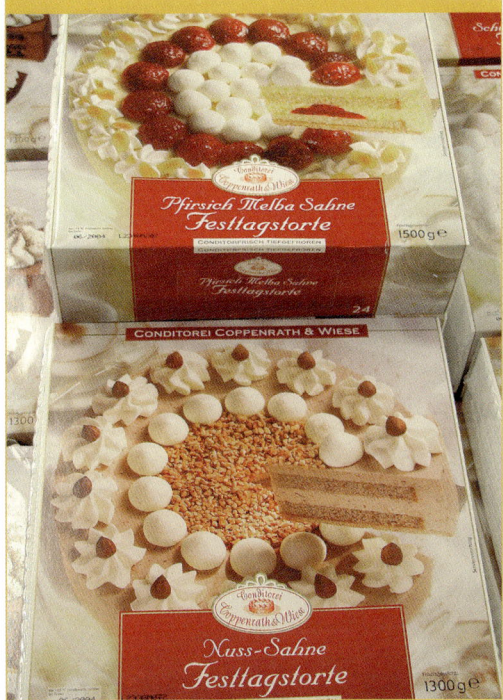

Pfirsich Melba
Sahne:
10 g Fett
Nuss Sahne:
21,5 g Fett

je 100 g

Schwierig ist die Auswahl von tiefgefrorenem Kuchen. Im Gegensatz zu den meisten anderen Produkten im Tiefkühlregal sucht man hier oft vergeblich nach einer Nährwertinformation. Dann hilft nur die Zutatenliste weiter: Je weiter vorn hier Fett (Pflanzenfett, Öl, Butter, Margarine) steht, umso höher dürfte der Fettgehalt des Kuchens sein. Steht Fett an 5. Stelle der Zutatenliste, kann der Fettgehalt maximal 20 % betragen (meist liegt er jedoch deutlich darunter). Kuchen mit Obst sind fettmäßig fast immer besser als Kuchen mit Nuss oder Schokolade. Manche Hersteller veröffentlichen Nährwertangaben ihrer Produkte für den interessierten Verbraucher im Internet (z. B. wie für das Bildbeispiel unter www.coppenrath-wiese.de).

Fisch ist ein klassisches Tiefkühl-Lebensmittel, da er frisch sehr schnell verdirbt. Es gibt ihn in unzähligen tiefgefrorenen Varianten, die sich – natürlich – auch im Fettgehalt wesentlich unterscheiden. Nicht vergessen darf man das zusätzliche Bratfett, wenn z. B. Fischfilet oder Fischstäbchen mit Fett in der Pfanne angebraten werden. Unpaniertes Fischfilet ist sehr fettarm. Panaden enthalten unterschiedliche Mengen zusätzliches Fett (wie beim Geflügel). Die Nährwertinformation zeigt eventuelle Unterschiede.

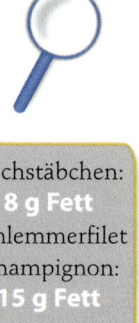

Fischstäbchen:
8 g Fett
Schlemmerfilet
Champignon:
15 g Fett

je 100 g

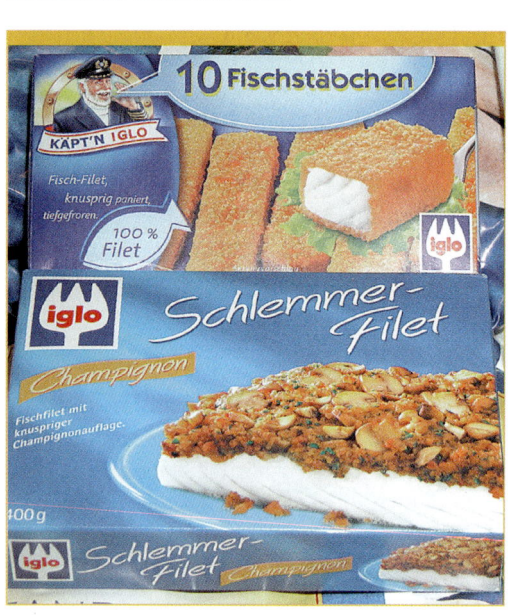

Ist bereits Fett in der Panade enthalten, kann man den Fisch auch im Ofen überbacken und Fett beim Zubereiten sparen. Sogenannte Schlemmerfilets sind Fischfilets in einem Würzmantel zum Überbacken. Der Würzmantel erhöht den Fettgehalt teilweise deutlich. Ein Blick auf die Nährwertinformation verschafft Klarheit.

Lachs, Hering und Makrele enthalten zwar mehr Fett als die so genannten Magerfische Kabeljau, Seelachs und Köhler: 100 Gramm etwa 15 bis 20 Gramm. Aber gerade das Fett dieser Fische ist gesundheitlich besonders günstig, denn es enthält sehr viele Omega-3-Fettsäuren, die z. B. Herz-Kreislauf Krankheiten vorbeugen und Rheuma lindern. Bei 60 – 90 Gramm Fett am Tag (siehe *10 gute Gründe ...*) bleibt auch mit 150 Gramm Hering, Makrele oder Lachs genügend Spielraum für andere Lebensmittel.

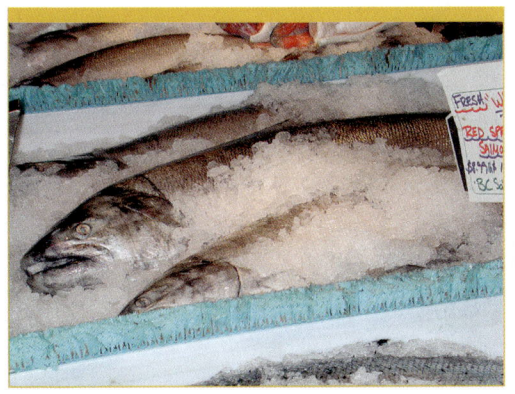

Lachs: fettreich aber gesund

Butter, Margarine und Öle

Das wichtigste Kapitel in *Fettfalle Supermarkt* – zumindest statistisch gesehen. 31 % der etwa 3 Millionen Tonnen Fett, die in Deutschland jedes Jahr verspeist werden, stammen aus Butter, Margarine, Backfetten, Frittierfetten und Ölen. Hier macht Fettsparen ganz besonders Sinn. Wer jeden Tag 5 Scheiben Brot mit (je 15 Gramm) Butter oder Margarine isst, kommt pro Tag durch das Streichfett allein auf 60 Gramm Fett. Macht im Jahr 22 kg Fett! Die Hälfte Streichfett sparen bedeutet 11 kg Fett in einem Jahr weniger.

5 Scheiben Brot mit Butter/ Margarine am Tag = 22 kg Fett/Jahr

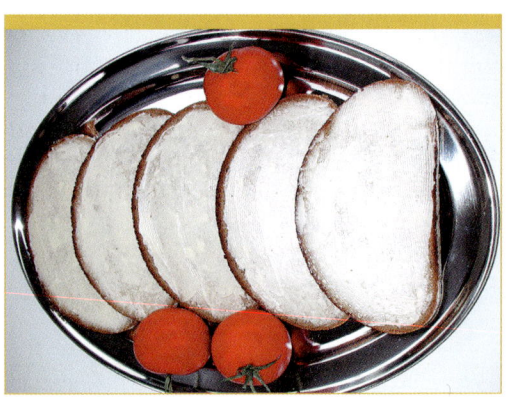

Butter und Margarine enthalten gut 80 % Fett. Butterschmalz, Frittierfett und Öle gar 100 % Fett. Der beste Fettspartipp ist Sparsamkeit im Umgang mit diesen Fetten: Butter und Margarine dünner streichen, Bratfette sehr sparsam verwenden und beim Backen fettarme Rezepte ausprobieren. Je kräftiger der Eigengeschmack von

Wurst und Käse, um so eher lässt sich auf Streichfett ganz verzichten. Der Haupteffekt von Streichfett ist es, Käse und Wurst auf das Brot zu „kleben". Den Klebeeffekt kann man allerdings auch mit weit weniger Fett erzielen.

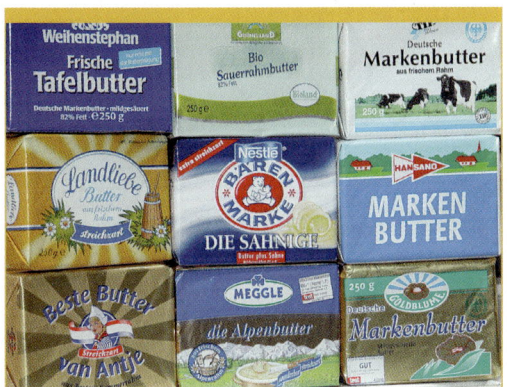

Butter (und Margarine):
Ca. 82 g Fett

je 100 g

Wer Butter und Margarine genau so dick wie vorher aufs Brot streichen möchte, kann mit Halbfettmargarine oder Halbfettbutter Fett sparen. Ihr Fettgehalt liegt nur halb so hoch. Noch weniger Fett enthält Du darfst Brotaufstrich mit Joghurt: 24 %. Vorsicht aber mit sogenannten Diät-Margarinen: Der Fettgehalt ist nicht immer reduziert! Diät bedeutet nur eine veränderte Fettzusammensetzung.

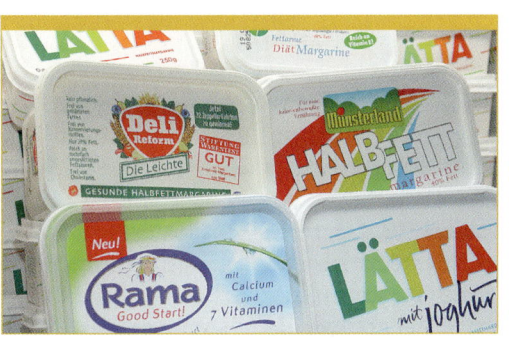

Halbfett-margarine
Ca. 40 g Fett

je 100 g

Brotaufstrich
mit Joghurt:
24 g Fett

je 100 g

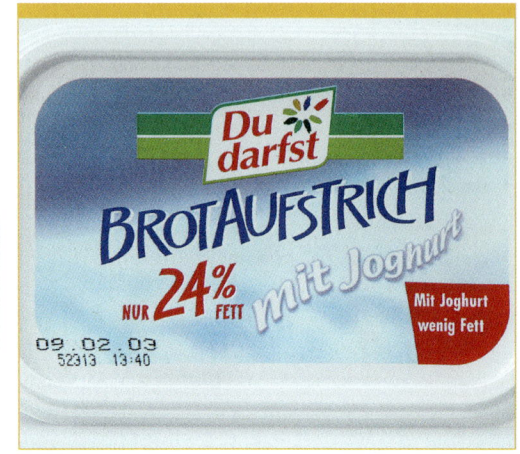

Ein besonderes Lebensmittel stellt die Halbfettmargarine Becel pro-activ dar. Durch Zugabe spezieller Bestandteile aus Bohnen, so genannten Pflanzensterinen, hilft diese Margarine, einen erhöhten Cholesterinspiegel zu senken. Bei Menschen mit erhöhtem Cholesterinspiegel kann die regelmäßige Verwendung Pflanzensterin-haltiger Margarine u. U. ein Cholesterin-senkendes Medikament ersetzen. Sprechen Sie darüber mit Ihrem Hausarzt.

Halbfettmargarine mit Cholesterinsenkender Wirkung:
40 g Fett

je 100 g

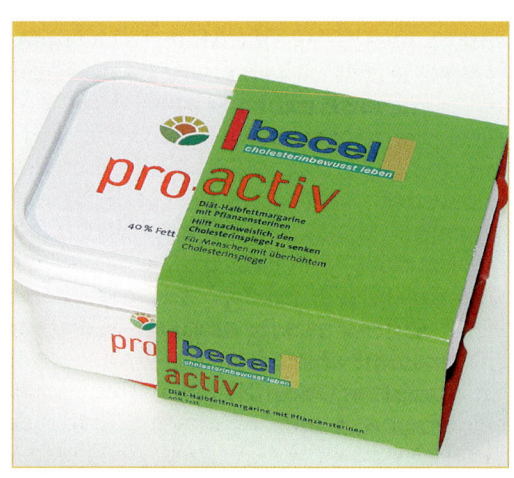

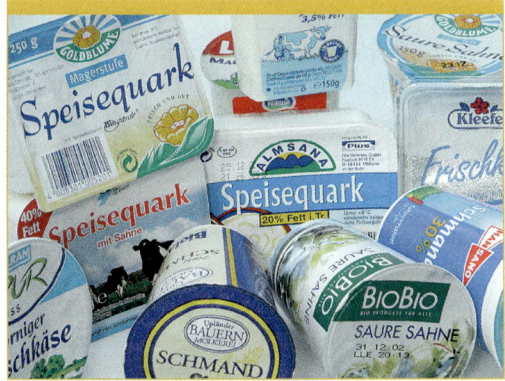

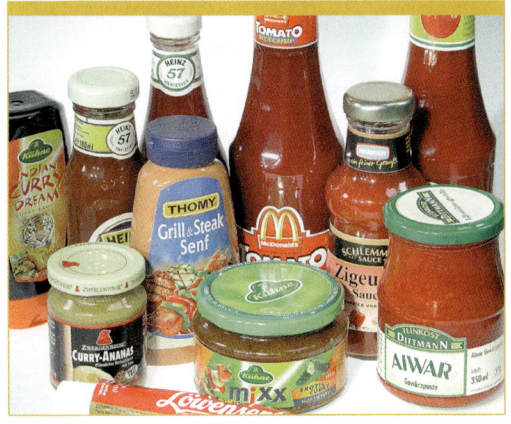

> Viele
> Alternativen
> zu Streichfett

Neben diesen fettreduzierten Streichfett-Varianten gibt es unzählige Alternativen, Käse und Wurst aufs Brot zu „kleben": Ketchup (fettfrei), Cremequark (0,2 % Fett), Magerquark (unter 1 % Fett), Speisequark 20 % Fett i. Tr. (5 % Fett), Senf (4 % Fett), saure Sahne (10 % Fett), Speisequark 40 % Fett i. Tr. (11 % Fett), Schmand (20 % Fett) u. a. Außer Senf und Ketchup eignen sich diese Alternativen auch als Grundierung unter Marmelade. Es mag zwar etwas befremdlich klingen, saure Sahne oder Schmand unter Marmelade auf ein Brötchen zu streichen. Auch *PfundsKur* –

Chefkoch Ewald Braden (seine Kochbücher finden Sie unter *Lesetipps*) war skeptisch, bis er es probiert hat: „Der frisch-säuerliche Geschmack passt hervorragend zur Marmelade! Schmand mit 20 % Fett ist zwar nicht fettarm, jedoch ein echter Genuss unter Marmelade und die bessere Alternative zu den 82 % Fett von Butter oder Margarine."

Durch den Einsatz von Teflon-beschichteten Pfannen kann man Bratfett in großen Mengen einsparen. Manche Lebensmittel lassen sich auch fettsparend im Ofen überbacken (z. B. Fischstäbchen).

Von geschmacksintensiven Ölsorten wird weniger benötigt

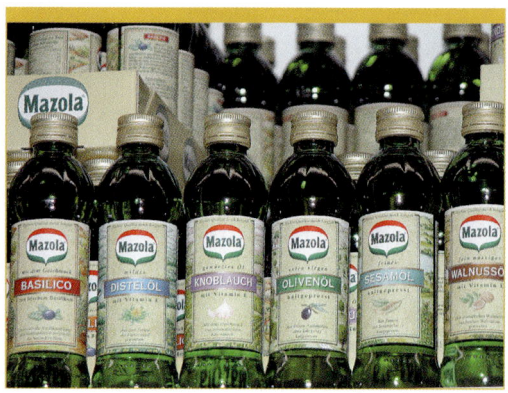

Über dem Salat kreisende Ölflaschen können aus einem leichten Salat ein fettreiches Mahl werden lassen. Die Oberfläche eines Salates ist derart groß, dass diese viele Milliliter Öl aufnehmen kann. Schnell kommen fast 100 % der Kalorien des Salates aus Öl. Salatfreaks brauchen nicht auf ihren geliebten Salat verzichten, im Gegenteil – er ist wichtig, um *5 am Tag* zu erreichen. Wie man fettarme Salatdressings mit einfachen Mitteln herstellen kann, finden Sie im Kapitel *Ketchup, Senf und Saucen*. Ein weiterer guter Tipp, um Öl zu sparen, ist die Ver-

wendung von geschmacksintensiven Ölsorten. Kaltgepresstes Olivenöl extra vir-
gine, Kürbiskernöl, Sesamöl oder Hasel-
nussöl bringen schon in kleinen Mengen
viel Geschmack. Gleiches gilt für gewürzte
Ölsorten.

Ganz fortschrittlich ist es, das Öl nebelfein
über den Salat zu sprühen. Olivenöl und
andere Öle lassen sich mit einer speziellen
Ölsprühflasche sehr fein und gleichmäßig
verteilen. Dadurch wird dem Salat viel weniger Öl zugegeben, als durch eine kreisende Ölflasche. Ölsprühflaschen eignen sich
auch gut zum Aussprühen von Bratpfannen.

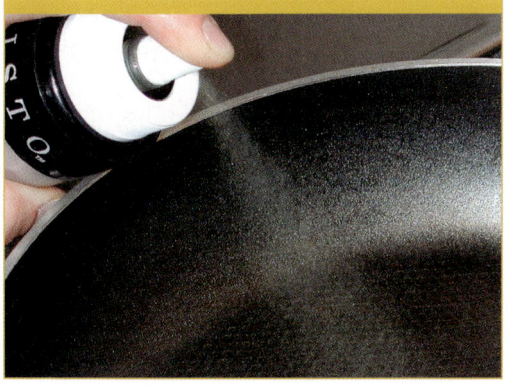

Öl kann
mit einer
Ölsprühflasche
sparsam
dosiert werden

Brot, Backwaren und Kuchen

Brot und Brötchen aus Hefe- und Sauerteig sind fettarm. Der Belag ist fettmäßig viel entscheidender. Schneiden Sie das Brot möglichst dick und knausern Sie mit fettreichen Belägen. So wird das belegte Brot zum kohlenhydratreichen und fettarmen Fittmacher, der lange satt macht. Bei Brotsorten mit einem gewissen Anteil an Sonnenblumenkernen, Kürbiskernen, Sesam oder Nüssen gilt: je höher der Anteil von Samen und Nüssen im Vergleich zum Grundteig ist, je höher der Fettgehalt. Die meisten dieser Sorten liegen fettmäßig dennoch gut im Rennen. Toastbrot wird oft ein Anteil Butter zugesetzt, der aber meist nicht sehr hoch ist.

Brot und Co.:
Fettarm

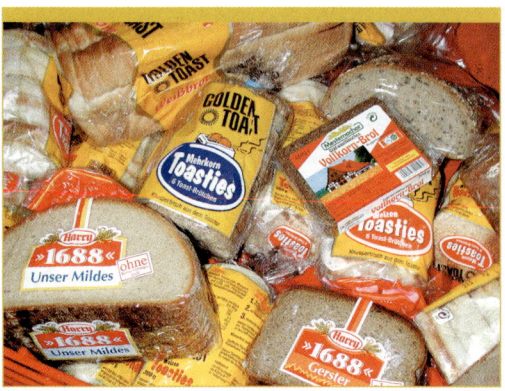

Fettarm sind aber nur jene Backwaren, die aus Hefeteig oder Sauerteig hergestellt sind. Anders sieht es bei Gebäcken aus Blätterteig aus. Sie können größere Mengen Fett enthalten. Wer auf seine Croissants nicht

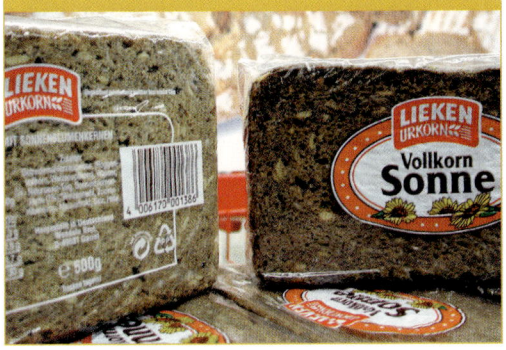

Sonnen-
blumenbrot
(Beispiel):
ca. 5 g Fett

je 100 g

verzichten mag, isst sie am besten ohne
Butter, um zumindest das Streichfett einzusparen. Fragen Sie den Bäcker nach dem
Fettgehalt oder schauen Sie, ob die Verpackung eine Nährwertinformation trägt.

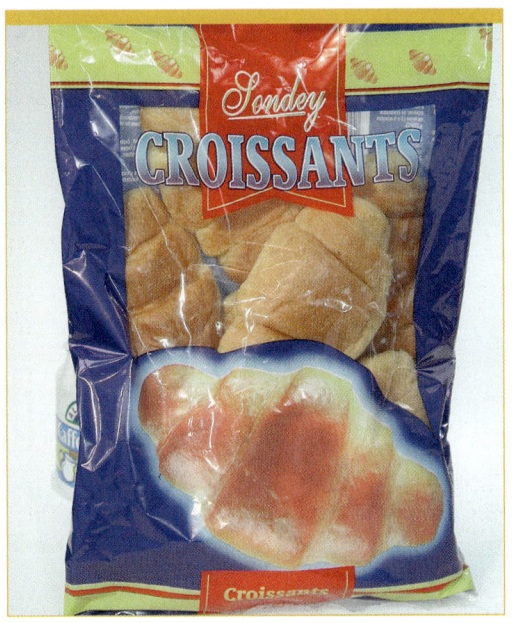

Croissants
(Beispiel):
16,6 g Fett

je 100 g

Bei frischen oder abgepackten Kuchen
den Fettgehalt ausfindig zu machen, ist
ein schwieriges Unterfangen. Meist sind

keine Nährwertinformationen auf den Verpackungen. Bei manchen Kuchen wird man in *Kalorien mundgerecht* fündig. Oft kann man sich jedoch nur mit der Zutatenliste behelfen: Je weiter vorn Fett steht, umso mehr Fett enthält das Lebensmittel.

Öl an 2. Stelle der Zutatenliste: Wahrscheinlich fettreich

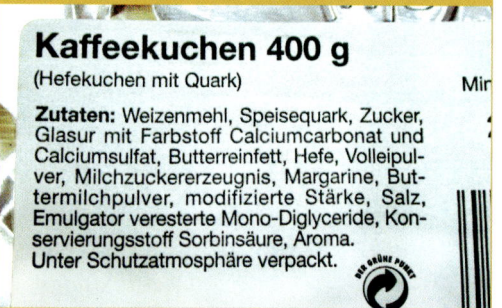

Zutaten: Zucker, Sonnenblumenöl, Weizenmehl, Vollei (20%), Weizenstärke, Buttermilch, Feuchthaltemittel: Sorbit, Backtriebmittel (E 450, E 500), Emulgator: E 471, Salz, Aroma.

Butterfett an 5. Stelle der Zutatenliste: Wahrscheinlich fettärmer

Kaffeekuchen 400 g
(Hefekuchen mit Quark)

Zutaten: Weizenmehl, Speisequark, Zucker, Glasur mit Farbstoff Calciumcarbonat und Calciumsulfat, Butterreinfett, Hefe, Volleipulver, Milchzuckererzeugnis, Margarine, Buttermilchpulver, modifizierte Stärke, Salz, Emulgator veresterte Mono-Diglyceride, Konservierungsstoff Sorbinsäure, Aroma. Unter Schutzatmosphäre verpackt.

Rührkuchen, Blätterteiggebäcke, Kuchen mit üppigen Cremefüllungen oder dicken Fettglasuren bzw. Schokolade, Nusskuchen, Streuselkuchen sind oft fettreich. Besser liegen dagegen Biskuitgebäcke ohne Cremefüllungen und Hefegebäcke mit oder ohne Pudding.

Obstkuchen ist die wahrscheinlich beste Alternative für alle die Fett einsparen wollen. Wer ihn zuhause selbst aus einem fettarmen Biskuitboden mit Pudding, Obst und

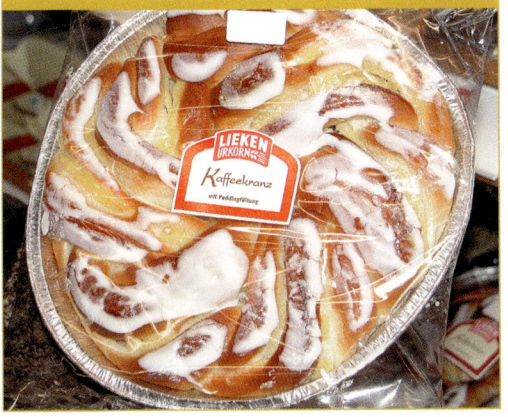

Hefekuchen
mit Pudding:
eine fettarme
Wahl
(Beispiel)

Tortenguss zubereitet, erhält einen sehr fettarmen Kuchen. Selbst ein fettreicherer Mürbteigboden macht aus einem solchen Obstkuchen kein Fettnäpfchen.

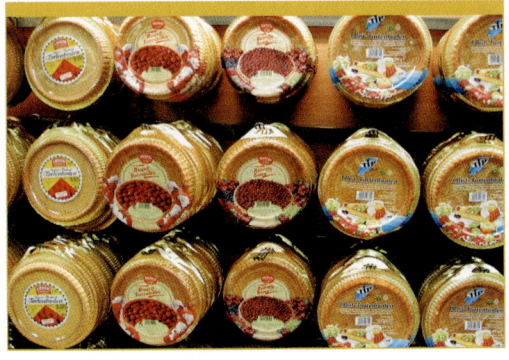

Biskuitböden:
Basis für
fettarme
Kuchen

Wie wäre es mit einem Zwieback statt Kuchen zum Kaffee? Da gibt es viel zu Knabbern und der Fettgehalt liegt niedrig (6 g Fett/100 g). Wer mag, kann den Zwieback noch mit Marmelade bestreichen. Selbst ein Kokoszwieback hat einen Fettgehalt von nur 11 %, da der Kokosanteil im Verhältnis gering ist. Ein Schokoüberzug hingegen erhöht den Fettgehalt schon stärker.

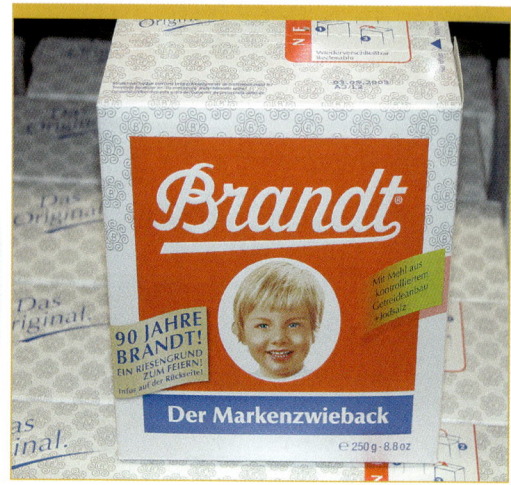

Zwieback:
ca. 6 g Fett

je 100 g

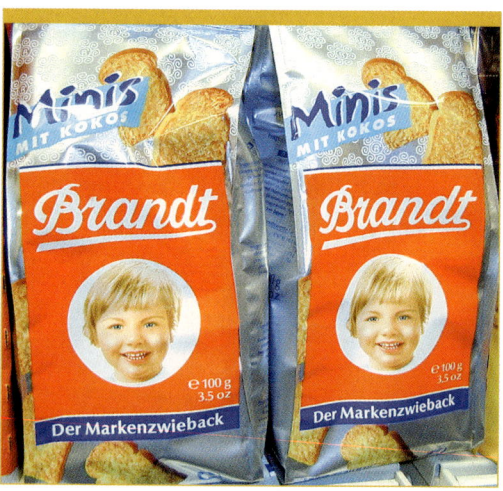

Minis
mit Kokos:
11 g Fett

je 100 g

Süßes Reisgebäck ist ebenfalls eine fettarme
Kuchen-Alternative. Es ist in vielen Geschmacksrichtungen erhältlich und der
Fettgehalt ist sehr niedrig. Auch Frühstückskuchen (Honigkuchen) holländischer Art ist
sehr fettarm. In *Kalorien mundgerecht* erfährt
man, dass er nur wenige Gramm Fett pro
100 Gramm hat. Frühstückskuchen ist nicht
nur zum Frühstück, sondern auch zum

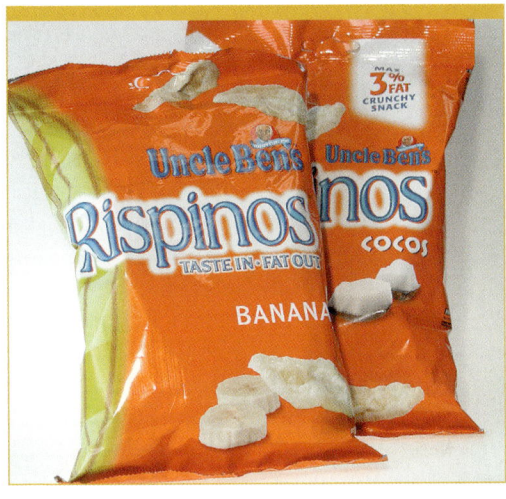

Rispinos:
Sehr fettarm

Kaffee eine gute Alternative. Wer Früh-
stückskuchen jedoch dick mit Butter und
Margarine bestreicht, packt das gesparte
Fett wieder oben auf.

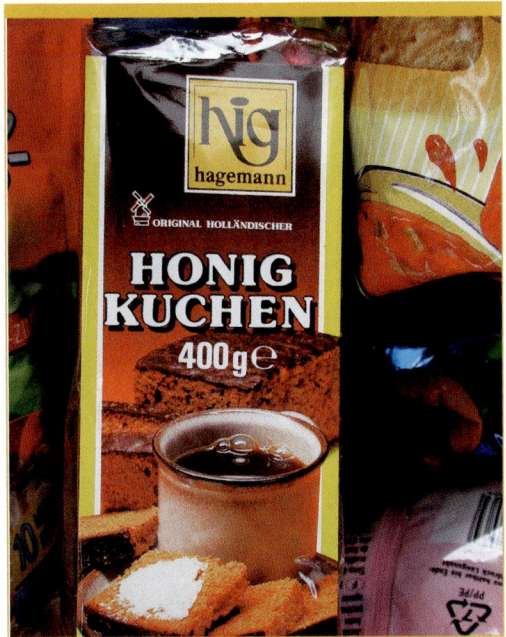

Honigkuchen:
Sehr fettarm

Fertiggerichte, -suppen und -saucen

Fertiggerichte sind „in". Nicht nur aus der Tiefkühltruhe, sondern auch aus dem Fertiggerichte-Regal. Nicht einmal 3 Minuten dauert die Zubereitung eines Fertiggerichts in der Mikrowelle. Es gibt sie als klassische Schalengerichte in unterteilten Kunststoffschalen, in Tüten zum Aufkochen mit Wasser und in diversen anderen Verpackungsformen.

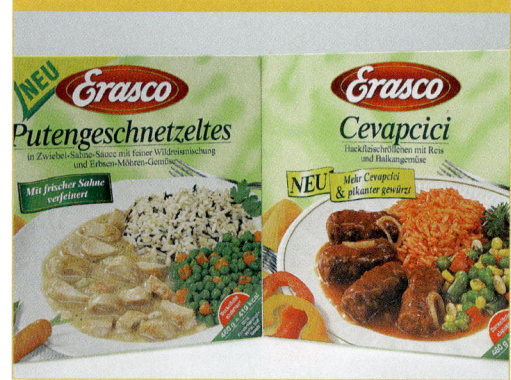

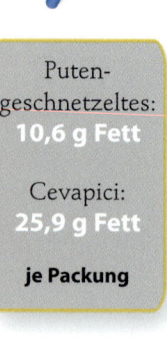

Putengeschnetzeltes:
10,6 g Fett

Cevapici:
25,9 g Fett

je Packung

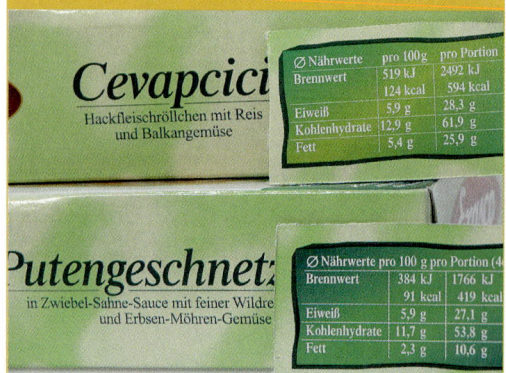

Ø Nährwerte	pro 100 g	pro Portion
Brennwert	519 kJ	2492 kJ
	124 kcal	594 kcal
Eiweiß	5,9 g	28,3 g
Kohlenhydrate	12,9 g	61,9 g
Fett	5,4 g	25,9 g

Ø Nährwerte	pro 100 g	pro Portion (4...
Brennwert	384 kJ	1766 kJ
	91 kcal	419 kcal
Eiweiß	5,9 g	27,1 g
Kohlenhydrate	11,7 g	53,8 g
Fett	2,3 g	10,6 g

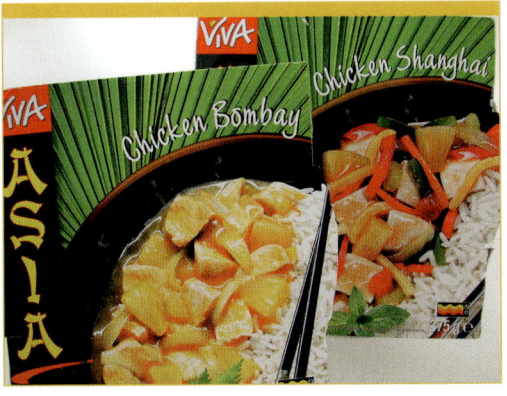

China-Gerichte
(Beispiele):
3 – 6 g Fett

je Packung

Fast alle Fertiggerichte sind deklariert und tragen einen Aufdruck mit dem Fettgehalt. Ein Blick darauf ist lohnend, denn es gibt oft deutliche Unterschiede. Ein Cevapici-Gericht enthält zum Beispiel annähernd 150 % mehr Fett als Putengeschnetzeltes.

Am fettärmsten sind meist die China-Gerichte mit Hühnchen. Sie enthalten nur wenige Gramm Fett pro 100 Gramm.

Fertiggerichte in Tüten gibt es mit Nudel- oder Reisbasis. Im Großen und Ganzen

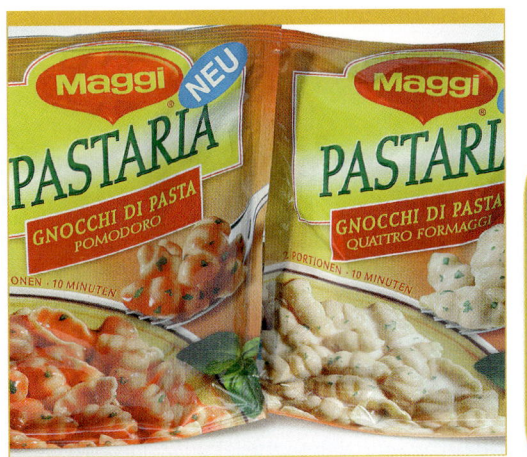

Nudeln mit
roter Sauce:
5,9 g Fett

Nudeln mit
weißer Sauce:
10,3 g Fett

je Portion

Reis
Provencale:
0,4 g Fett

Frühlings-
gemüse Reis:
3,4 g Fett

je Portion

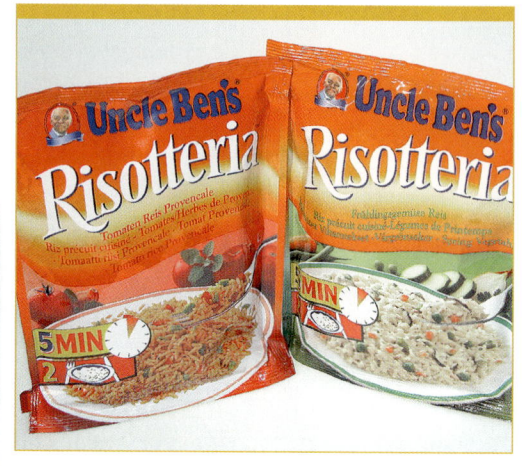

sind diese Gerichte nicht fettreich, aber es gibt Ausnahmen. Wie schon im Kapitel *Ketchup, Senf und Saucen* erklärt, gilt für Fertiggerichte ebenso: Rote Sauce – eher fettarm, weiße Sauce – eher fettreich. Eine Packung (Tüte) dieser Gerichte enthält meist 2 Portionen. Auch hier findet man Angaben über den Fettgehalt auf der Verpackung.

Die 5 Minuten Terrine war eines der ersten sehr einfach zuzubereitenden Fertiggerichte: heißes Wasser zugeben, umrühren, nach 5 Minuten ist das Essen fertig. Es gibt sie auch heute noch in vielen Versionen. Natürlich gibt es Unterschiede im Fettgehalt. 2 Sorten Nudeleintopf unterscheiden sich im Fettgehalt um mehrere Hundert Prozent. Dies gilt auch für Gerichte anderer Hersteller.

Fertigsaucen in Tüten gibt es für alle erdenklichen Gerichte in großer Auswahl. So groß wie die Auswahl sind auch die Unterschiede im Fettgehalt. Dabei zählt nicht nur der Packungsinhalt, sondern auch

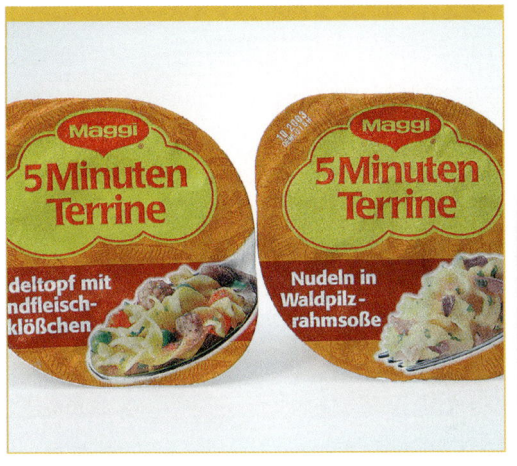

Nudeln mit
Rindfleisch-
Klößchen:
3 g Fett
in
Pilzrahmsauce:
12,5 g Fett

je Portion

das, was sie noch hinzufügen müssen (z. B. Sahne, Käse). Es lohnt sich, die Rückseite der Tütensauce besonders genau unter die Lupe zu nehmen.

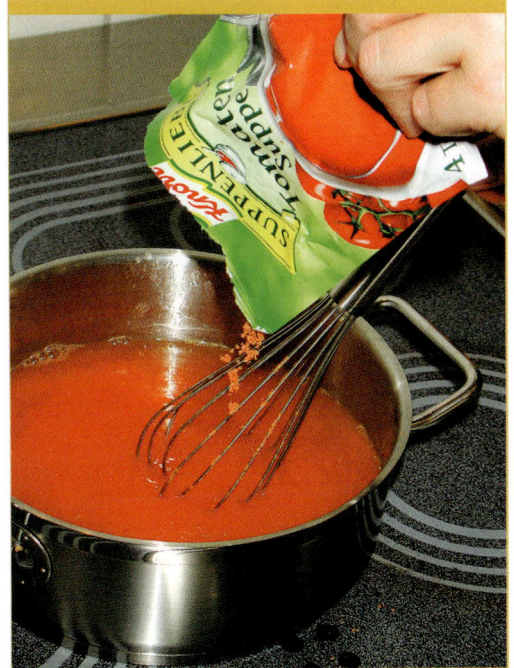

Tütensuppen:
In wenigen
Minuten fertig

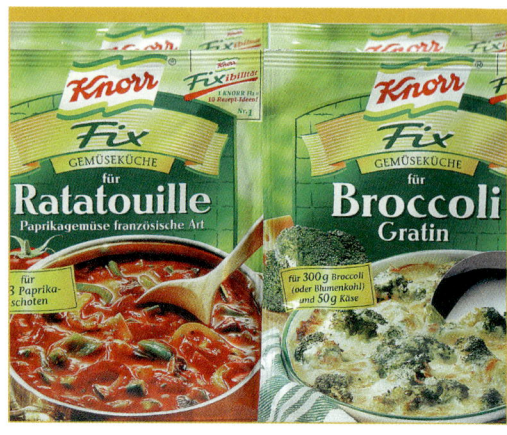

Fix für
Ratatoullie:
3 g Fett
Fix für
Broccoli-
Gratin:
40 g Fett

je 100 g

Andere Fertigsaucen gibt es in Tetrapackun-
gen oder Gläsern. Sie lassen sich noch
schneller verwenden, da das Kochen ent-
fällt. Die Spanne reicht von fettfrei (China-
Saucen) bis fettreich (Sauce Hollandaise
u. ä.). Selbst zwischen verschiedenen Sah-
nesaucen gibt es noch erhebliche Unterschiede, wie das Bildbeispiel von Thomy
zeigt.

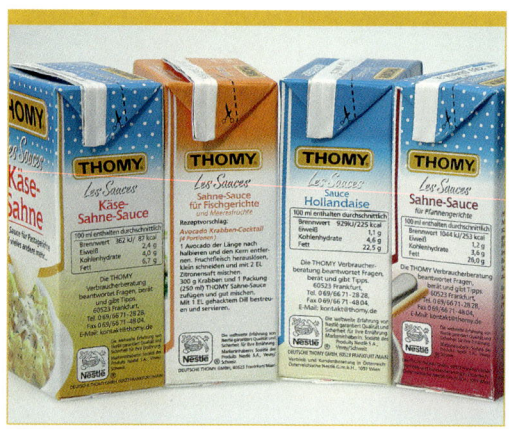

Sahne-
Fertigsaucen:
Große
Unterschiede
im Fettgehalt

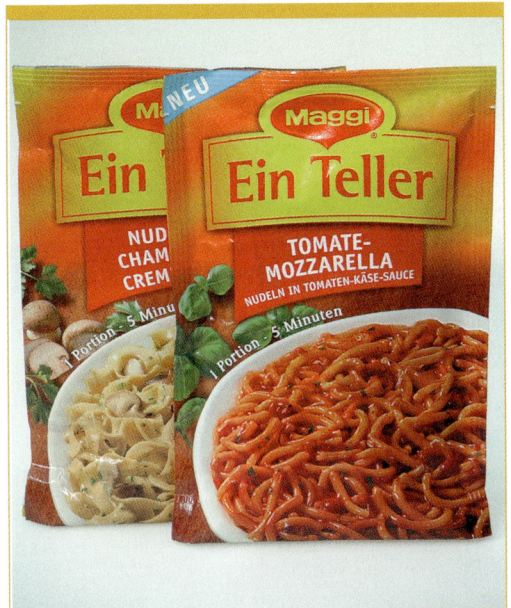

Ein Teller-Gerichte: meist wenig Fett pro Packung (siehe Nährwert-information a. d. Packung)

Konserven

Gemüse- und Obstkonserven: freie Fahrt. Wie bei Frischobst und Frischgemüse sind auch die eingedosten Varianten praktisch fettfrei. Dafür sind sie problemlos haltbar und immer zur Hand. Durch die Hitzekonservierung gehen zwar einige Nährstoffe verloren, viele andere trotzen der Hitze und machen auch aus den Dosenvarianten noch nährstoff- und ballaststoffreiche fettarme Lebensmittel. Gleiches gilt für sauer eingelegte Gemüse wie Gewürzgurken und Mixed Pickels.

Obstkonserven:
Fettfrei

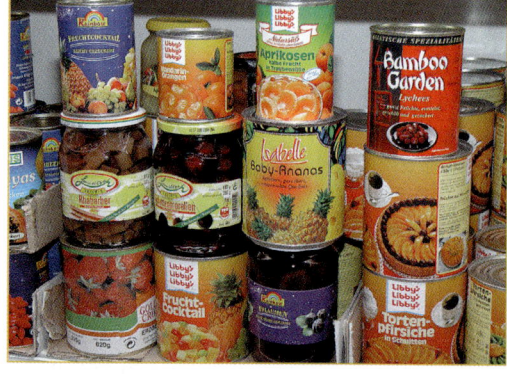

Sauer
eingelegtes
Gemüse:
Fettfreies
Gemüse
im Glas

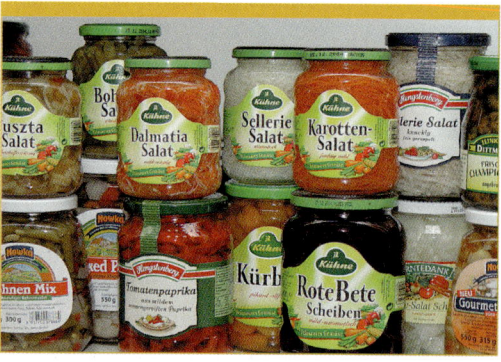

Hülsenfrüchte (Erbsen, Bohnen, Linsen) aus der Dose sind viel einfacher einzusetzen, als getrocknete. Während getrocknete Hülsenfrüchte sehr lange weich gekocht werden müssen, haben die Dosensorten gleich die richtige Konsistenz.

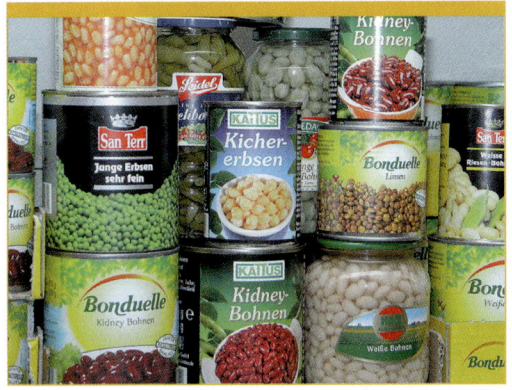

Hülsenfrüchte in Dose und Glas: schneller einsatzbereit als getrocknete

Wurstkonserven sind dafür eine eher fettreiche Sache. Streichwürste und Pasteten in Gläsern und Dosen stehen den Sorten aus dem Kühlregal im Fettgehalt nicht nach, sie liegen manchmal gar noch darüber. Die fettärmsten Wurstkonserven sind Rindfleisch oder Truthahnfleisch im eigenen Saft. Auch sie haben noch einen Fettgehalt von ca. 10 %. Wiener Würstchen, Frankfurter, Bockwürstchen und Schinkenwürstchen sind beliebt aber nicht fettarm. Die meisten Sorten enthalten 20 % – 25 % Fett. Es gibt aber zunehmend fettreduzierte Würstchen, die z. B. mit Geflügelfleisch hergestellt sind.

Zum Abendessen sehr beliebt sind Fischkonserven. Hering, Makrele und Thunfisch gibt es in unzähligen Saucen und Würzrichtungen. Viele Fischkonserven sind eher fettreich, denn schon Hering und Makrele

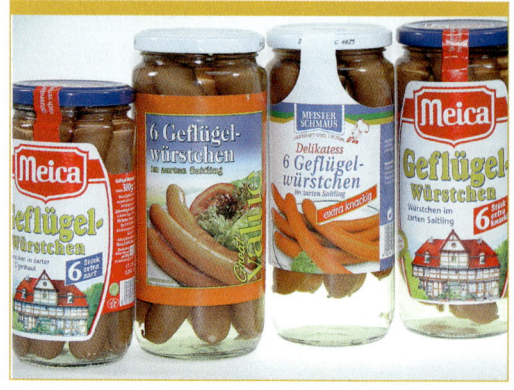

Fettreduzierte
Geflügel-
würstchen:
**ca. 14,5 g
Fett**

je 100 g

selbst enthalten einiges Fett. Makrelenfilet ist etwas fettreicher als Heringsfilet. Dazu kommt oft noch eine fettreiche Sauce. Der Fettgehalt von Heringsfilets in Sauce liegt zwischen 10 % und 23 %, der von Makrelenfilets in Sauce zwischen 18 % und 24 %. Durch Unterschiede im Fettgehalt der Sauce unterscheiden sich Fischkonserven aus Hering und Makrele dennoch und man kann eine fettärmere Wahl treffen. Am fettärmsten ist Hering in roter fettarmer Tomaten-Sauce.

Hering und Makrele sind zwar günstig für das Herz-Kreislaufsystem (siehe *Tiefkühlkost*). Im Übermaß fördern sie allerdings wie alle anderen Fette auch Übergewicht. Thun-

Heringsfilets in
roter Salsa-
Sauce:
10,4 g Fett

in Eier-Senf-
Crème:
22,5 g Fett

je 100 g

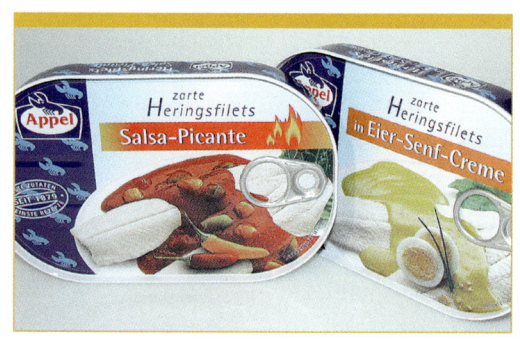

fisch hingegen ist ein von Haus aus fettarmer Fisch, sein Fettgehalt liegt bei etwa einem Prozent. Dennoch sind viele Fischkonserven mit Thunfisch fettreich. Sie enthalten Pflanzenöl in großen Mengen. Die bessere Alternative ist Thunfisch im eigenen Saft/in Aufguss oder Thunfisch pikant.

Thunfischsalate können fettreich sein, wenn viel Majonäse oder Öl zugesetzt ist. Andere Sorten hingegen enthalten neben den Fischfilets Gemüse, Bohnen und wenig Öl. So bleibt der Fettgehalt erfreulich niedrig.

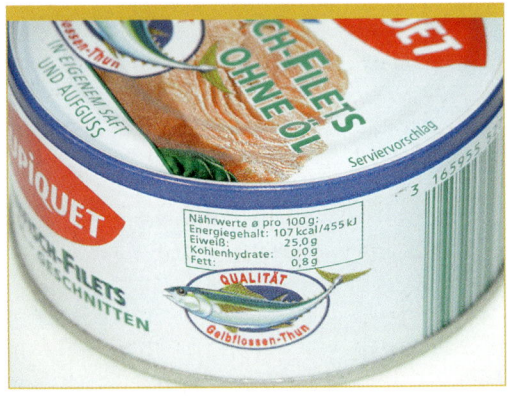

Thunfisch
in Aufguss:
sehr fettarm

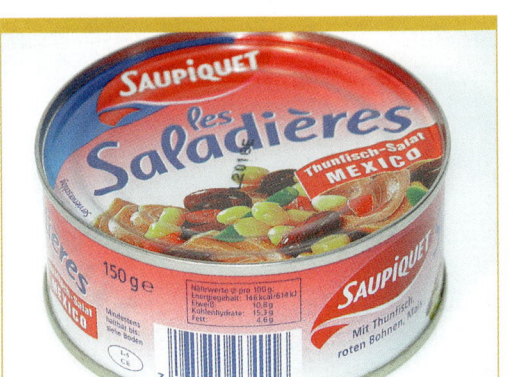

Thunfischsalat
Mexico:
4,6 g Fett

je 100 g

Snacks

Abends beim Fernsehen kommt die große Stunde der Snacks. Das sind würzige Knabbereien wie Chips, Flips, Nüsse, Salzstangen – und Brezeln. „Eher nicht fettarm" lautet die ganz vorsichtige Einordnung dieser Lebensmittel. Nicht nur die fettreichen Snacks, sondern die ganze Situation vor dem Fernsehschirm stellt einen Angriff auf die Figur dar: Körperliche Inaktivität, Alkohol und stark fetthaltige Snacks. Wenn das häufiger vorkommt, schwellen Bauch und Hüften unweigerlich. Dann ist es höchste Zeit, den Hometrainer vor den Fernseher zu schleifen, mit Wein und Bier etwas zurückhaltender umzugehen und natürlich nach fettärmeren Snack-Alternativen Ausschau zu halten.

Klassische Chips:
30 % – 40 % Fett

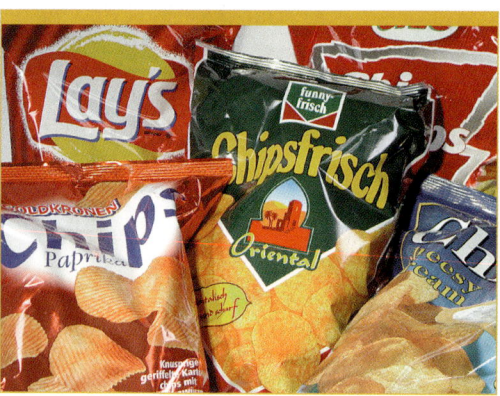

Klassische Kartoffelchips enthalten etwa 35 g Fett/100 g. Also in etwa das Niveau von Schokolade. Wer an einem Fernsehabend eine große Tüte Chips à 200 g mal eben während des Spielfilms oder der Sportübertragung snackt, hat annähernd 70 g Fett und damit die komplette Tagesmenge verspeist. Erdnussflips sind ähnlich fettreich. Sie enthalten etwa 36 % Fett, so ergibt die Recherche in *Kalorien mundgerecht*.

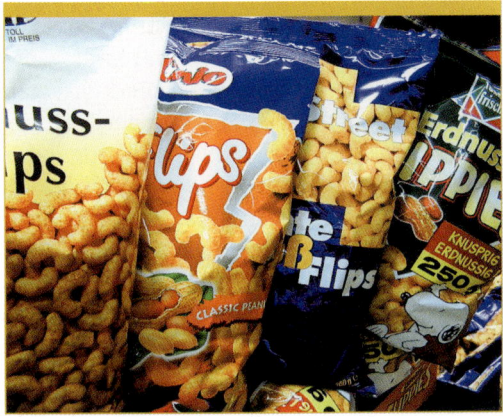

Erdnussflips: Ähnlich fettreich wie klassische Chips

Einige Hersteller haben die Zeichen der Zeit erkannt und reduzieren den Fettgehalt ihrer Chips. Das ist nicht beliebig möglich, ohne Geschmack und Konsistenz deutlich zu beeinflussen. Die meisten fettreduzierten Chips enthalten etwa $^1/_3$ weniger Fett als die klassischen Sorten, schmecken aber immer noch wie klassische Chips. Wer viel Chips isst, sollte die fettreduzierten Sorten probieren.

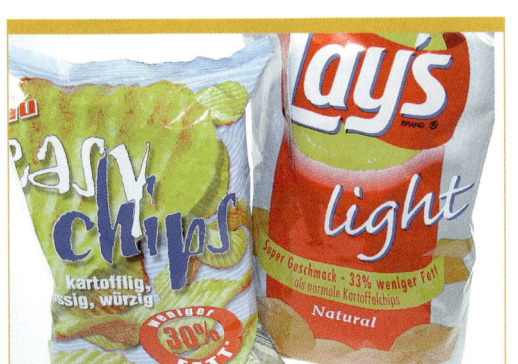

Fettreduzierte Chips: **Etwa 25 % Fett**

Eine Dose Erdnüsse à 200 g beim Fernsehen, macht summa summarum 100 Gramm Fett! Weit mehr als die Tagesmenge. Pistazien, Cashewkerne und andere Nüsse liegen sogar noch darüber. Es macht übrigens kaum einen Unterschied im Fettgehalt, ob die Nüsse mit oder ohne Öl geröstet sind. Nüsse gehören zu den energiedichtesten Lebensmitteln, die pur verzehrt werden. Das macht sie wie Schokolade ideal für Extremexpeditionen. Wenige Nüsse enthalten bereits sehr viel Energie und diese maßgeblich aus Fett. Die natürliche Regulation von Hunger und Sättigung eines inaktiven Büromenschen wird durch solche Energiebomben schnell überfordert: Er hat nicht das Gefühl, große Mengen zu verspeisen, verzehrt aber dennoch sehr viel Fett und Kalorien.

Erdnüsse und andere Nüsse:
50 und mehr Gramm Fett

je 100 g

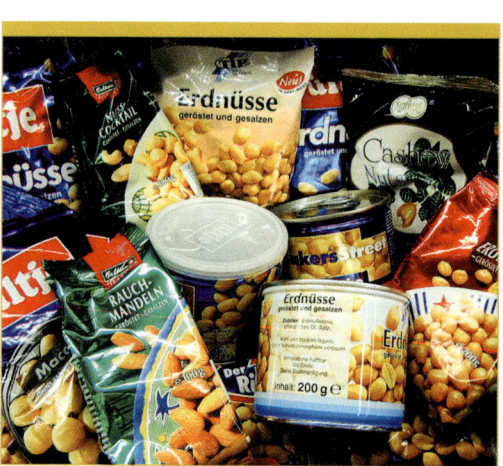

Neu im Snackregal sind Erdnüsse im Knuspermantel. Der Knuspermantel ist meist fettarm, daher liegt der Fettgehalt unter dem klassischer Erdnüsse. Pinats mit Honig enthalten 34 Gramm Fett, KnackNuts 25 Gramm Fett pro 100 Gramm.

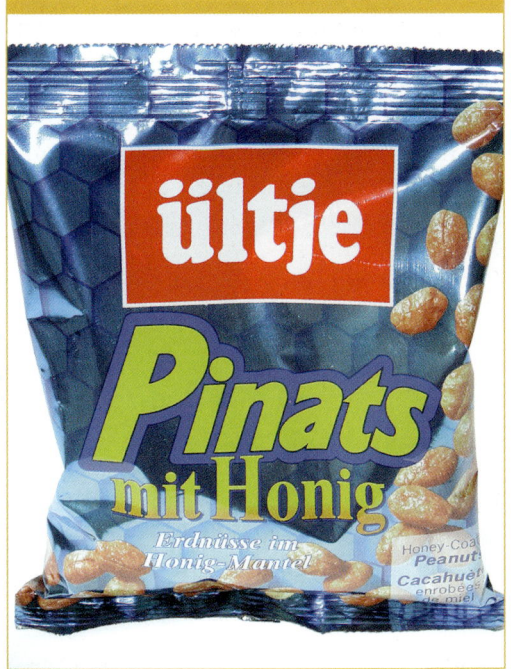

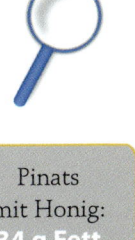

Pinats
mit Honig:
34 g Fett

je 100 g

Klassische Cracker wie Tuc enthalten etwa
25 g Fett/100 g. Es gibt sie bereits in fettreduzierten Varianten, die etwa 20 g Fett/
100 g enthalten. Das ist zwar nicht erheblich weniger, zählt aber dennoch gerade für
diejenigen, die größere Mengen solcher
Cracker verspeisen. In jedem Fall lohnt auch
hier die Suche nach einer Nährwertinformation auf der Verpackung, um die fettärmeren Alternativen zu finden.

Auch im Snack-Regal gibt es deutlich fettärmere Alternativen zu Chips, Flips und
Nüssen: Salzstangen und -Brezeln. Ihr
Hauptbestandteil ist Weizenmehl, daher ist
der Fettgehalt sehr viel niedriger, er liegt bei
etwa 6 g Fett/100 g. Es gibt bereits einige
Hersteller von Salzstangen- und Brezeln, die
den Fettgehalt auf der Packung deklarieren.

Klassische und
fettreduzierte
Tuc Cracker

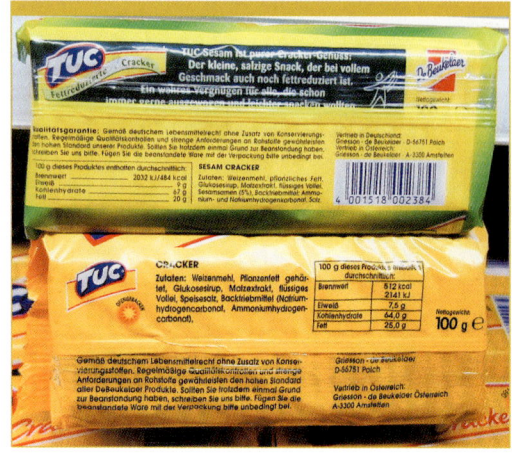

Wen das viele Salz auf den Stangen stört,
der kann es leicht mit den Fingern runter-
kratzen. Salzstangen lassen sind auch
hervorragend in saftige Salsasaucen oder
andere fettarme roten Saucen dippen.

Salzstangen
und Co.:
die fettarmen
Snack-
Alternativen

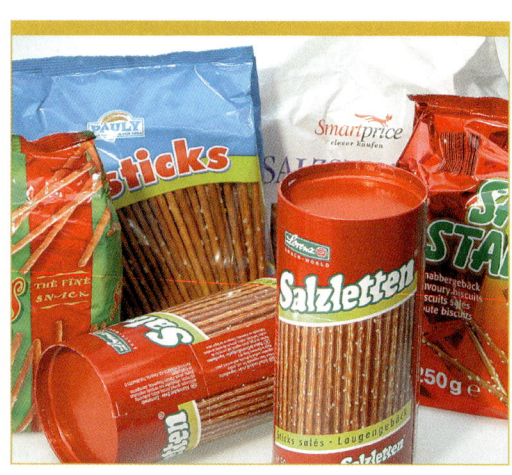

Neben Salzstangen gibt es weitere Alternativen zum Ausprobieren. Probieren Sie
Grissinis, das sind Knabbergebäckstangen
aus Weizenmehl. Es lohnt sich auch hier,
einen Blick auf die Packung zu werfen. Der

Fettgehalt der Knabbergebäckstangen kann sich von Hersteller zu Hersteller erheblich unterscheiden. Fettarme Sorten haben unter 10 % Fettgehalt.

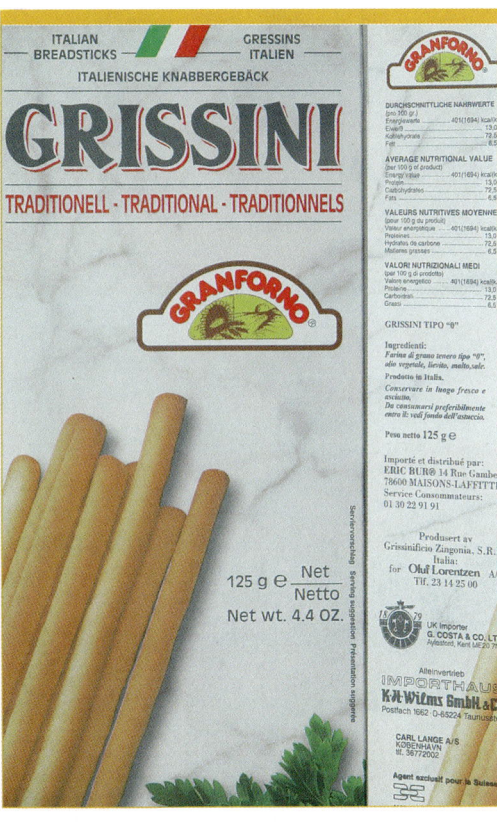

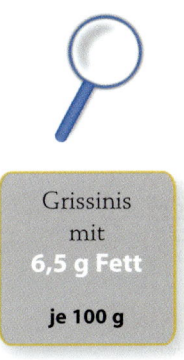

Grissinis mit **6,5 g Fett** **je 100 g**

Probieren Sie auch Reiscracker, die häufig nur sehr wenig Fett enthalten. Manche Sorten enthalten allerdings Nüsse oder pflanzliches Öl als Zutat und haben dann doch einen gewissen Fettgehalt. Tragen Reis-Cracker keine Nährwertinformation auf der Verpackung, kann die Zutatenliste weiterhelfen: Je weiter vorn hier Öl, Fett oder Nüsse stehen, desto höher ist wahrscheinlich der Fettanteil.

Reiscracker
mit unter
3 % Fett

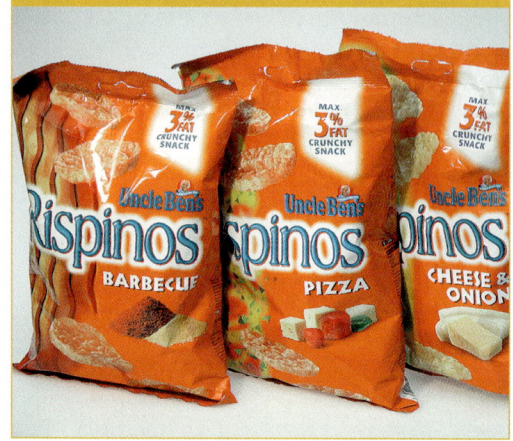

Durch Nüsse
kann der
Fettgehalt
mancher
Reiscracker
auch höher
liegen

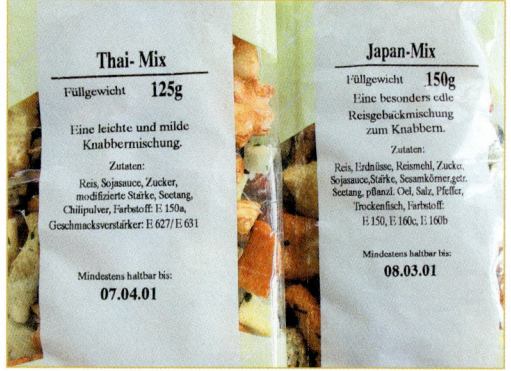

Brot-Chips:
**ca. 15 – 20 g
Fett**

je 100 g

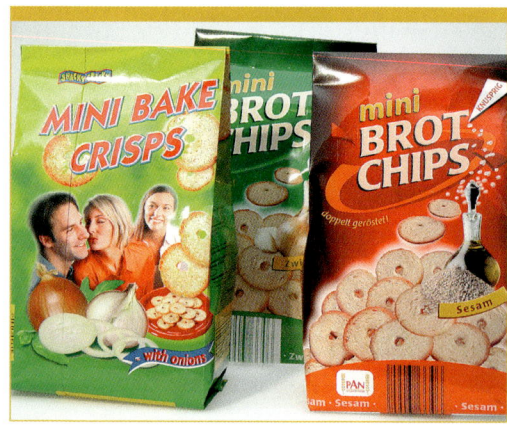

Eine Alternative zu Kartoffelchips können auch Brot Chips sein. Sie liegen im Fettgehalt etwas mehr als halb so hoch. Es gibt sie in den gleichen Geschmacksrichtungen wie gewöhnliche Chips. Brot Chips wie Brot mit Butter oder Margarine zu bestreichen, führt jedoch dazu, dass der Fettvorteil gegenüber klassischen Chips wieder dahin ist!

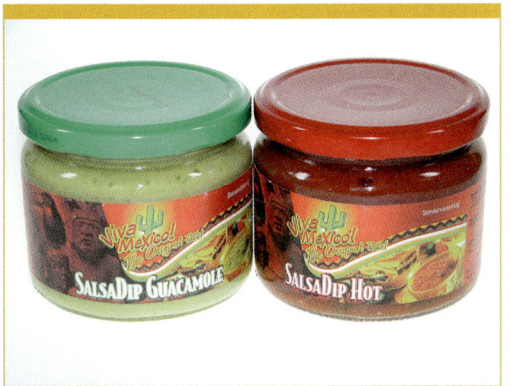

Salsa-Dips:
Die Farbe zählt

Immer beliebter wird das Dippen von Chips und Tortillas. Für die Salsa-Dips gilt das gleiche wie für Ketchup und Würzsaucen: rote Farbe – fettarm, helle Farbe – fettreich. Je nach Pflanzenöl-Anteil können die hellen Salsa-Saucen mehr als 20 % Fett enthalten.

Eine praktisch fettfreie Snack-Alternative sind Apfelchips, die aus luftgetrockneten Äpfeln hergestellt sind. Gleichzeitig kann man auch noch für *5 am Tag* punkten!

Auch anderes Trockenobst (Rosinen, Aprikosen, Pflaumen u. a.) als Snack verzehrt ist praktisch fettfrei und reich an Vitaminen, Mineralstoffen und Spurenelementen.

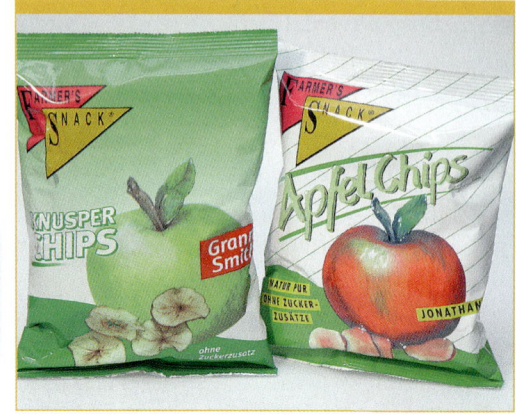

Apfelchips:
0,5 g Fett

je 100 g

Neben Apfelchips und Trockenobst ist auch Popcorn eine fettarme Snack-Alternative. So lange nicht erhebliche Mengen Butter zugesetzt sind, ist der Fettgehalt gering. Ein weiterer Vorteil ist die Riesenmenge, an der man lange zu knabbern hat. 100 Gramm Erdnüsse lassen sich viel schneller essen als 100 Gramm Popcorn. *Kalorien mundgerecht* gibt für Popcorn einen Fettgehalt von 2 Gramm auf 40 Gramm an. Dies entspricht einem Fettgehalt von 5 %.

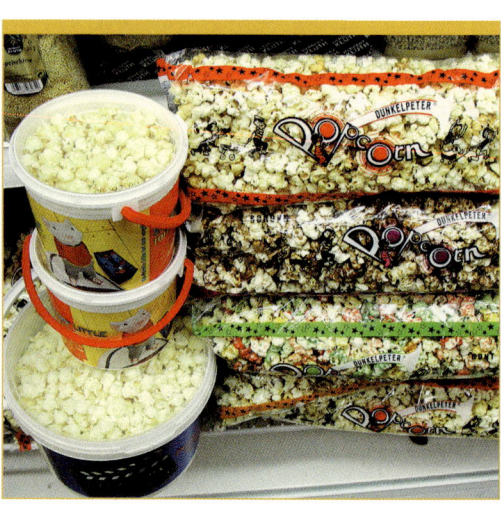

Popcorn:
Ohne Butter
ein fettarmer
Snack

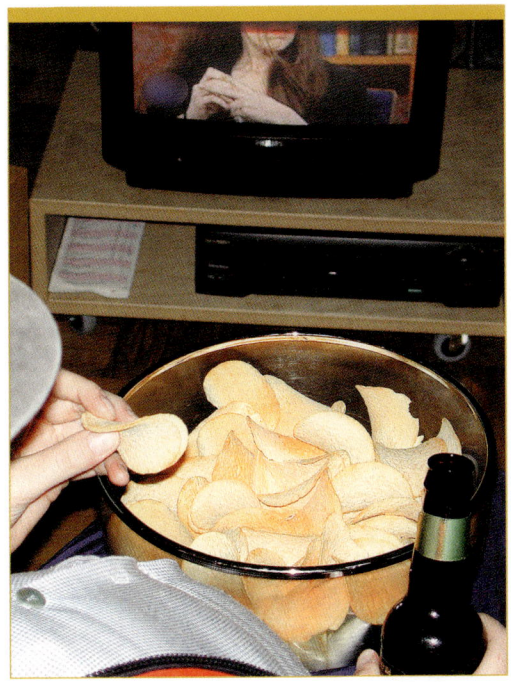

Fettreiche
Snacks,
Alkohol und
Inaktivität:
Gefahr
für die Figur

Getränke

Getränke sind fast immer fettfrei! Mineralwasser, Fruchtsäfte, Fruchtnektare, Limonaden, Cola-Getränke, Eistees, Sportdrinks, Energiedrinks usw. enthalten kein Fett. Ausnahmen sind Mischgetränke mit Sahne oder Milchzusatz. Vorsicht ist jedoch dann geboten, wenn auch von fettfreien Säften, Limonaden, Nektaren und Fruchsaftgetränken mehrere Liter am Tag getrunken werden (siehe *Häufige Fragen zum Buch – Machen Kohlenhydrate überhaupt nicht dick?*). In diesem Fall bieten sich die Light-Versionen oder mit Mineralwasser gespritzte Schorlen an.

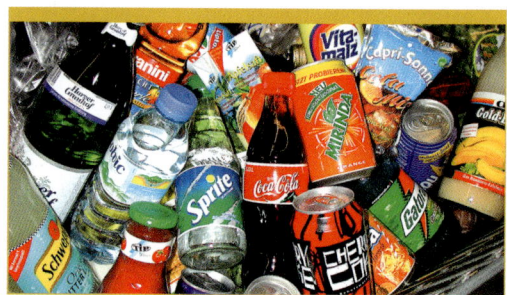

Getränke
ohne
Fettgehalt

Auch alkoholische Getränke enthalten kein Fett. Das ist zunächst eine gute Nachricht. Dennoch können sie für die Figur zum Problem werden. Der Körper kann Alkohol nicht speichern. Alkohol der getrunken wird, muss verbrannt werden, sonst kommt es zur Alkoholvergiftung. Normalerweise verbrennt der Körper alle drei Hauptnährstoffe parallel: Kohlenhydrate, Fett und Eiweiß. Wenn Alkohol getrunken wird, kommt er als vierter Brennstoff hinzu. Wird viel Alkohol getrunken, benutzt ihn der

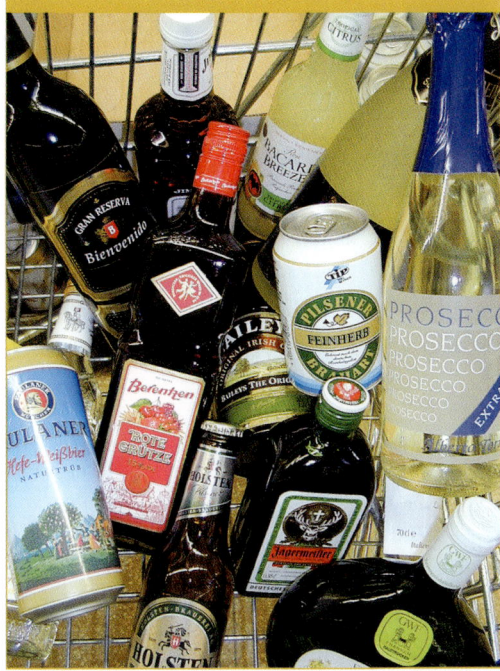

Alkoholische Getränke müssen in die Fettbilanz eingerechnet werden!

Körper gar als Hauptbrennstoff. Alkohol aber hemmt die Verbrennung von Fett. Während der Körper die Alkoholenergie verbrennt, verbrennt er kaum noch Fett. Er spart das Fett ein und lagert es an Bauch und Hüften an.

Auf Bier, Wein, Sekt, Likör, Schnaps und Co. ist der Alkoholgehalt in Vol. % (Volumenprozent) angegeben. Bier hat ca. 4,8 Vol. %, Wein ca. 12 Vol. % Alkoholgehalt. Der Alkoholgehalt in Gramm pro 100 Gramm liegt etwas unter den Volumenprozent-Angaben, da Alkohol leichter als Wasser ist. In der Nährwerttabelle Kalorien mundgerecht findet man für Bier einen Alkoholgehalt von ca. 4 Gramm pro 100 Gramm, für Wein von 10 g/100 g. Werden 100 Gramm Alkohol verbrannt, lagert der Körper nicht ganz 80 Gramm Fett ein. 100 Gramm Alkohol enthalten etwa 700 Kalorien Energie (1 Gramm Alkohol = 7 Kalorien). Diese Kalorienmenge entspricht knapp 80 Gramm Fett (1 Gramm Fett = 9 Kalorien). Nach der Formel Alkoholmenge in Gramm mal sieben geteilt durch neun lässt sich die Fettmenge berechnen, die nicht verbrannt wird:

Alkoholmenge in Gramm x 7/9 = nicht verbrannte Fettmenge

Wem das zu alles zu viel Rechnerei ist, der fährt mit folgenden Faustformeln ganz gut:

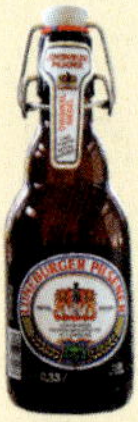

1 Flasche Bier
0,33 l

10 g Fett

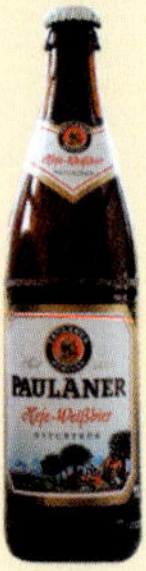

1 Flasche Bier
0,5 l

15 g Fett

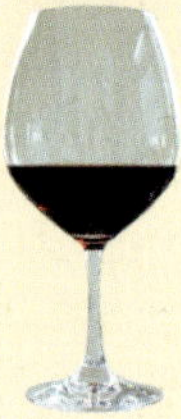

1 Glas Wein
0,125 l (1 Achtel)

8 g Fett

Die angegebene Fettmenge wird beim Genuss dieser Getränke nicht verbrannt, weil
die enthaltenen Alkoholkalorien stattdessen als Energiequelle genutzt werden.

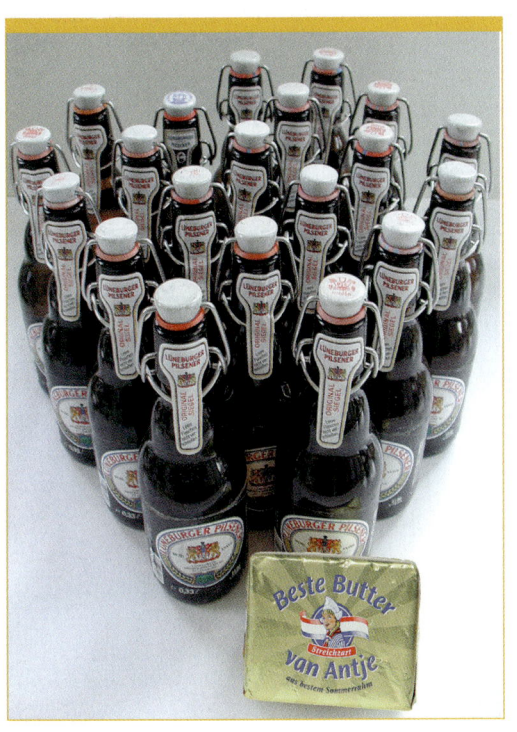

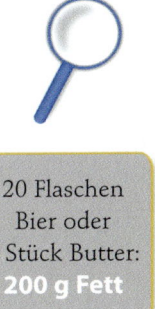

20 Flaschen
Bier oder
1 Stück Butter:
200 g Fett

Was bedeutet dies für die Praxis: Der Alkohol muss in die Fettbilanz eingerechnet
werden. Das gilt besonders bei größeren
Mengen. Bei einem Glas Wein am Tag
oder einer Flasche Bier bleibt genügend
Spielraum für Fett aus anderen Lebensmitteln. Manche wissenschaftlichen Studien
haben gezeigt, dass Alkohol – und ganz
besonders dann, wenn er aus einem Glas
Rotwein stammt – durchaus positive ge-
sundheitliche Auswirkungen haben kann.
Das Herzinfarktrisiko sinkt. Dies gilt schon
für Alkoholmengen von einer Flasche Bier

oder einem Glas Wein. Viel Alkohol dagegen kann fett machen und Lebererkrankungen auslösen.

Wer 20 kleine Flaschen Bier trinkt – das sind 6,6 Liter, verhindert damit, dass 200 Gramm Fett verbrannt werden! Das ist die Menge Fett, die in einem Stück Butter enthalten ist. Nicht verbrennen bedeutet, dass dieses Fett dann in den Körperspeicher an Bauch und Hüften eingelagert wird. Streng genommen ist der Bierbauch damit ein Fettbauch. Nicht der Alkohol wurde in Fett umgebaut, sondern Fett selbst wurde nicht verbrannt und als Bauchfett eingelagert.

Und das empfiehlt die Deutsche Gesellschaft für Ernährung zum Thema Trinken:

Reichlich Flüssigkeit

Wasser ist absolut lebensnotwendig. Trinken Sie rund 1 1/2 Liter Flüssigkeit jeden Tag. Alkoholische Getränke sollten nur gelegentlich und dann in kleinen Mengen konsumiert werden (bei Männern z. B. 0,5 l Bier, oder 0,25 l Wein oder 0,06 l Branntwein pro Tag, bei Frauen die Hälfte davon. Dies entspricht etwa 20 g bzw. 25 ml reinem Alkohol).

Wer an dieser Stelle Kaffee, Tee und Kakao vermisst, findet diese Getränke in einem eigenen Kapitel.

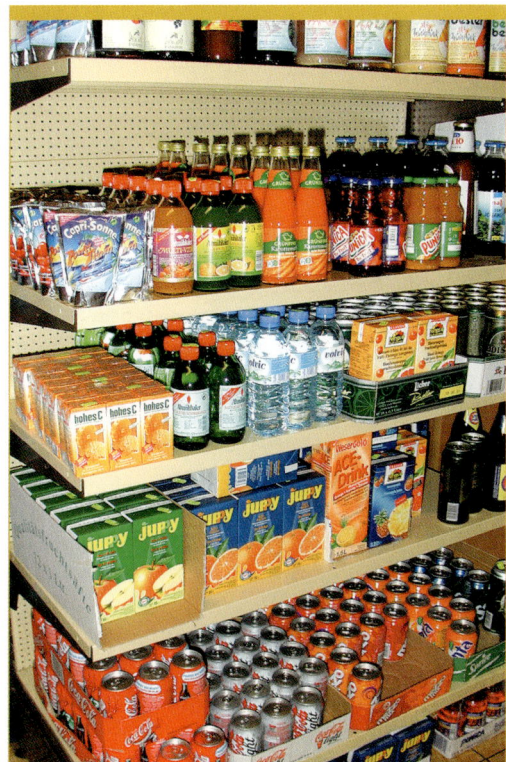

Die Auswahl
ist groß:
1,5 Liter sollten
es am Tag
mindestens
sein

Vorsicht Portionsgröße!

Ende der 70er Jahre wurde an der Universität Göttingen ein denkwürdiges Experiment gemacht. Die Ernährungsforschung suchte Testesser zum Verkosten von Suppe. Jeder Teilnehmer des Suppentests wurde in eine Testkabine gebeten. Hier wartete bereits ein Suppenteller mit heißer Suppe und einem Esslöffel. Aufgabe für die Teilnehmer war es, so viel Suppe zu verspeisen, bis sie satt waren. So begannen sie, Suppe zu essen. Was die Testesser nicht ahnten: Der Suppenteller hatte an seiner tiefsten Stelle ein Loch und war über einen dicken Schlauch mit einem großen Suppentopf hinter einer Trennwand verbunden. So lief die gerade gelöffelte Suppe fortwährend und unmerklich über den Schlauch wieder in den Teller nach.

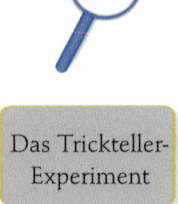

Das Trickteller-Experiment

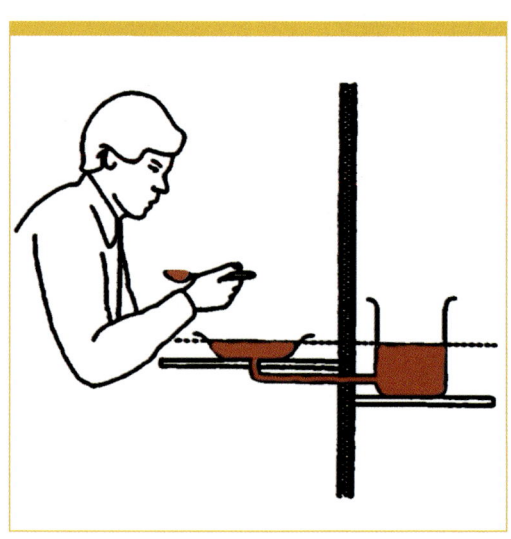

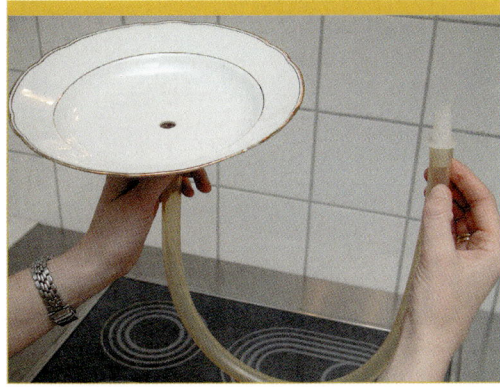

Der Trickteller

Das Ergebnis war spannend: Die verspeiste Suppen-Menge unterschied sich erheblich. Ein Teil der Testesser aß eine normale Menge Suppe und hörte dann auf zu essen, egal wie viel Suppe noch auf dem Teller war. Diese Testesser bezeichnet man als so genannte Innenreiz-abhängige Esser, deren Essmenge in erster Linie durch das Sättigungszentrum im Gehirn über die Botschaft „Ich-bin-jetzt-satt. Bitte Essen einstellen!" reguliert wird.

Der andere Teil der Testesser verhielt sich ganz anders. Diese Testesser hörten nicht auf das Stopp-Signal aus dem Gehirn, sondern versuchten stattdessen, Ihren Teller leer zu essen. Da aber permanent Suppe aus dem großen Suppentopf nachlief, warteten sie auf dieses Stopp-Signal vergeblich und aßen wahre Unmengen an Suppe. So viel, dass ihnen teilweise schlecht wurde. Solche Esser bezeichnet man als Außenreiz-abhängige Esser, deren Essmenge durch die Menge auf dem Teller, in der Packung oder der Tüte bestimmt wird. Das Stopp-Signal ist der Außenreiz „leerer Teller" oder „leere Verpackung", nicht die innere Botschaft „Ich-bin-jetzt-satt." aus dem Gehirn. Innere

Signale von Hunger und Sättigung spielen meist nur noch eine untergeordnete Rolle. Übergewichtige sind zumeist solche Außenreiz-abhängigen Esser.

Für Außenreiz-abhängige Esser ist die Portionsgröße = Menge auf dem Teller/in der Tüte/in der Verpackung eine sehr kritische Größe, da sie über die Essmenge entscheidet. Viele Lebensmittel im Supermarkt werden heute aber in weit größeren Packungsgrößen angeboten als noch vor wenigen Jahren.

Das Motiv dahinter ist klar: Je größer die Packung, umso billiger ist der Inhalt pro 100 Gramm. Was ökonomisch zweifelsohne Sinn macht, kann für das Gewicht zum Problem werden, zumindest für Außenreiz-abhängige Esser.

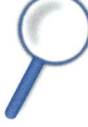

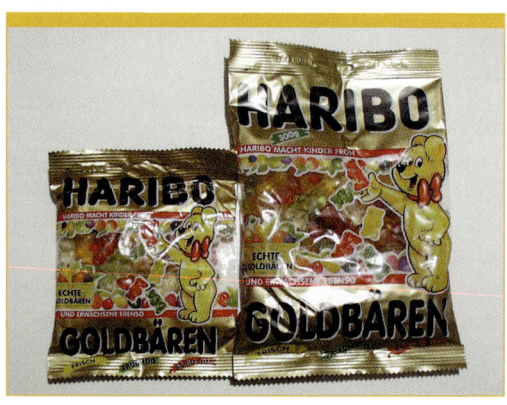

Die Tütengröße entscheidet über die Essmenge: 100 oder 300 g

Beispiel Gummibärchen und Co.: vor 25 Jahren gab es Gummibärchen in Tüten zu 75 Gramm. Im Laufe der Jahre wurde die „normale" Gummibärchentüte immer größer, erst 100, dann 125, 150, 175, 200 und heute oftmals 250 oder 300 Gramm. Selbst Tüten à 400 und 500 Gramm sind im

Handel. Menschen mit Gewichtsproblemen stoppen meist erst, wenn der gesamte Tüteninhalt vertilgt ist. Die Tütengröße bestimmt, wie viel verzehrt wird: das bedeutet, dass diese Menschen eine aufgerissene Tüte nicht angefangen liegen lassen, sondern solange davon essen, bis alles weg ist – und zwar egal ob die Tüte 100 Gramm oder 300 Gramm und mehr enthält.

Wer dieses Problem von sich kennt, der sollte eher die kleineren Tüten kaufen, auch wenn sie schwieriger zu finden und etwas teurer sind. Die besten Chancen auf 100 g-Tüten bestehen an kleinen Kiosken und an Snack-Automaten, z. B. auf den Bahnsteigen. Gummibärchen sind allerdings fettfreie Süßigkeiten und für das Gewicht wenig problematisch, wenn sie nicht in Unmengen gegessen werden (siehe *Häufige Fragen zum Buch – Machen Kohlenhydrate überhaupt nicht dick?*).

Das Beispiel Gummibärchen lässt sich aber auch auf fetthaltige Süßwaren übertragen. Schoko-Karamellen mit Schokoüberzug sind eine gute Alternative zu Schokolade (siehe Kapitel *Süßigkeiten*). Sie enthalten etwa 15 Gramm Fett pro 100 Gramm. Wer eine Tafel Schokolade durch eine 135 Gramm-Tüte dieser Schoko-Bonbons ersetzt, spart ca. 10 Gramm Fett ein. Es gibt aber auch viel größere Packungen. Mit der Familienpackung von 400 Gramm spart man kein Fett mehr gegenüber einer Tafel Schokolade, sondern liegt sogar knapp 40 Gramm darüber.

Bei derartig großen Mengen beginnen auch die Kohlenhydrate, langsam ins Gewicht zu fallen. 400 Gramm Schoko-Karamellen

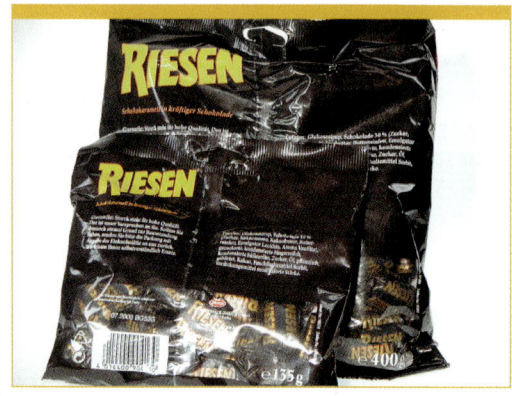

135 Gramm-
Tüte:
**25 Gramm
Fett**

400 Gramm-
Tüte:
**74 Gramm
Fett**

liefern etwa 360 Gramm Kohlenhydrate. Wenn aus anderen Lebensmitteln noch etwas dazu kommt, ist man so schnell über einer Tagesmenge von 500 Gramm angelangt und die Umwandlung von Kohlenhydraten in Fett beginnt (siehe *Häufige Fragen zum Buch – Machen Kohlenhydrate überhaupt nicht dick?*).

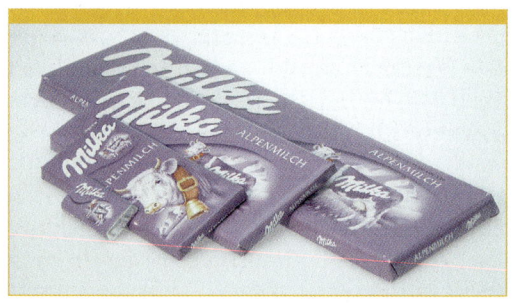

Tafel-
schokoladen:
In vielen
Portionsgrößen
im Handel

Auch klassische Schokolade gibt es in sehr unterschiedlichen Tafelgrößen: 40 Gramm, 100 Gramm, 200 Gramm, 300 Gramm und 400 Gramm. Seltener auch in Zwischengrößen (150 g, 250 g). Eine kleine Tafel von 40 Gramm enthält ca. 14 Gramm Fett, die 100er 32 Gramm, die 200er 64 Gramm, die 300er 96 Gramm und eine Tafel à 400 Gramm schließlich 128 Gramm Fett.

Wer zu den Außenreiz-abhängigen Essern gehört, sollte keine großen Tafeln kaufen. Die neuen 40 Gramm-Tafeln sind dagegen fast ideal, wenn es unbedingt Schokolade sein muss. Einen kleinen Haken gibt es dennoch:

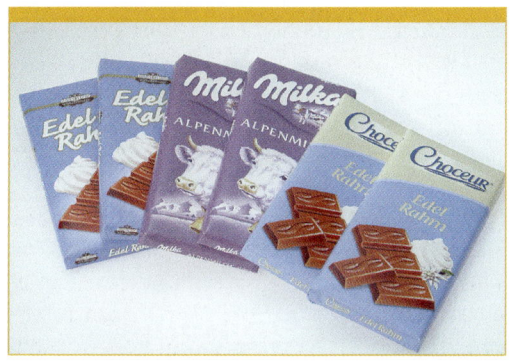

Tafeln à 40 Gramm können die bessere Alternative sein

Die kleinen Tafeln werden meist in 5er Packungen verkauft. Und da mag es manche geben, die zwar mit einer kleinen Tafel starten, aber weil sie wissen, dass sie noch 4 Tafeln im Schrank haben, Stück für Stück alle Tafeln nacheinander „vernichten". In diesem Fall wäre eine einzelne Tafel à 100 Gramm die bessere Alternative gewesen … Die richtig kleinen Täfelchen unter 20 Gramm dürften oft das gleiche Schicksal erleiden, weil es sie ausschließlich in vielfacher Stückzahl auf einmal gibt.

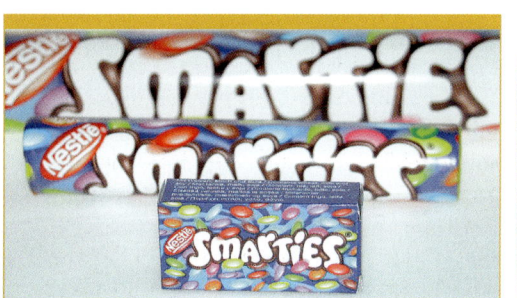

Die Portionsgröße unterscheidet sich um viele Hundert Prozent (14 – 150 g)

Das Problem mit der zunehmenden Portionsgröße ist bei weitem nicht auf Süßwaren beschränkt, sondern auf alle Lebensmittel im Prinzip übertragbar.

Nicht relevant ist es bei Lebensmitteln, die
typischerweise nicht pur verzehrt werden:
z. B. Butter, Räucherspeck, Olivenöl. Hier
kaufen wir zwar große Mengen ein, nie-
mand aber käme auf die Idee, ein Stück
Butter pur auf einmal zu essen, nur weil es
angebrochen ist.

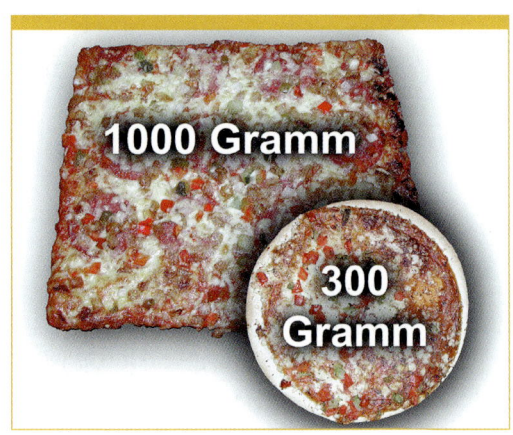

Auch bei Pizza
ist die
Portionsgröße
entscheidend

Sehr relevant dagegen ist die Betrachtung
der Portionsgröße bei Fertiggerichten, z. B.
aus dem Konservenregal oder den Kühl-
truhen. Tiefkühlpizza gibt es in vielen
verschiedenen Portionsgrößen von 250 bis
1000 Gramm. Die Gesamtfettmenge einer
Pizza hängt entscheidend vom prozentualen Fettgehalt UND der Portionsgröße
in Gramm ab. Bei 300 Gramm-Pizzen
muss man den angegebenen Fettgehalt pro
100 Gramm mit 3 multiplizieren, um auf
den Gesamtfettgehalt der Pizza zu kommen, bei 500 Gramm-Pizzen schon mit
5 und bei 1000 Gramm-Pizzen gar mit 10.

Auch Milchprodukte gibt es in sehr unterschiedlichen Portionsgrößen. Bei den größeren Bechern ist Zurückhaltung geboten, wenn es sich um eine höhere Fettstufe (z. B. Sahnestufe) handelt. Dann sind kleinere Portionen die weit bessere Alternative.

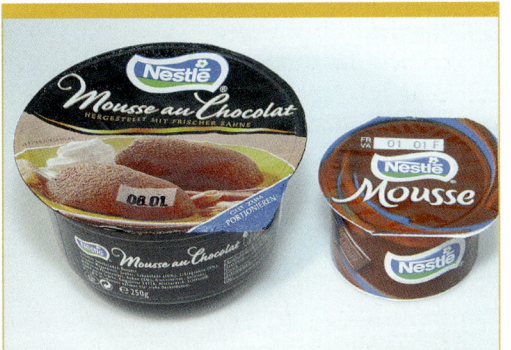

Mousse au Chocolat:
22,5 g Fett

(250 g Becher) bzw.

5,2 g Fett

(57,5 g Becher)

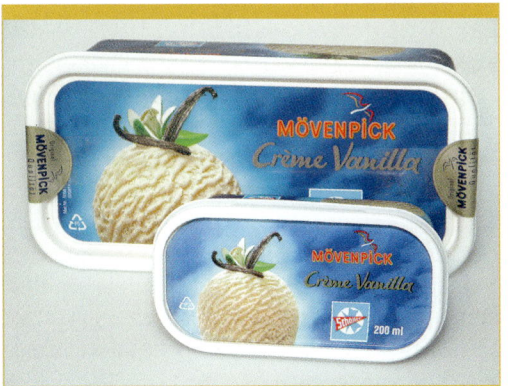

200 ml Vanilleeis:
etwa 17 g Fett

1000 ml Vanilleeis:
etwa 85 g Fett

je Packung

Sehr relevant sind unterschiedliche Verpackungsgrößen auch bei Eis. Eine große Packung führt oft auch dazu, dass weit mehr gegessen wird, einfach „weil noch etwas da ist". Die kleinen Portionspackungen können hier die bessere Alternative sein.

Häufige Fragen zum Buch – FAQ

Hat die Lebensmittelindustrie Fettfalle Supermarkt gesponsert?
Nein. Die Auswahl der Lebensmittel, die im Buch abgebildet sind, erfolgte von den Autoren ohne jede Einflussnahme durch die Lebensmittelindustrie. Auch alle Lebensmittelfotos wurden von den Autoren selbst gemacht und unabhängig nach verschiedenen Kriterien ausgewählt.

Warum stimmt der Aufdruck auf einem Lebensmittel nicht mit den Angaben im Buch überein?
Die Rezepturen der Lebensmittel werden manchmal von den Herstellern geändert. Dann können sich auch die Nährstoffgehalte und die Nährwertinformation ändern. *Fettfalle Supermarkt* versucht so aktuell wie möglich zu sein, ist dafür aber auf rasche Informationen der Unternehmen angewiesen, deren Lebensmittel im Buch erwähnt sind. Sollten Sie ein Lebensmittel entdecken, dessen Fettgehalt sich geändert hat, schreiben Sie bitte *Fettfalle Supermarkt* oder *Fettfalle Fastfood* im Internet: www.fettfalle-fastfood.de

Warum ist das Lebensmittel XYZ im Buch nicht als fettarme Alternative erwähnt?
Es gibt über 200.000 verschiedene Lebensmittel in deutschen Supermärkten. Bitte haben Sie Verständnis dafür, dass nur ein kleiner Ausschnitt aller möglichen fettarmen Alternativen im Buch vorgestellt werden kann. In *Fettfalle Supermarkt* wurde

besonders darauf geachtet, die Lebensmittel und Alternativen vorzustellen, die von vielen Menschen gegessen werden. Die vorgestellten Auswahlkriterien lassen sich mit dem Wissen aus dem Buch auch gut bei anderen Lebensmitteln anwenden.

Manche Lebensmittel werden im Buch als fettarme Alternative bezeichnet, obwohl sie immer noch recht viel Fett enthalten?
Das ist richtig. Nehmen wir eine fettreduzierte Leberwurst. Sie hat noch immer über 20 % Fett, dennoch enthält sie 40 % Fett weniger als eine normale Leberwurstsorte. Im Vergleich dazu ist fettreduzierte Leberwurst eine fettarme Alternative und kann beim Fettsparen helfen. Der Vergleich mit dem normal fetthaltigen Lebensmittel entscheidet, ob ein Lebensmittel als fettarme Alternative bezeichnet wird.

Angeblich essen die Menschen schon weniger Fett als früher. Warum werden Sie trotzdem immer dicker?
Das ist eine Beobachtung aus Amerika. Der Fettverzehr steigt dort nicht weiter an, geht im Durchschnitt sogar etwas zurück und dennoch werden die Menschen im Schnitt immer dicker. Dieser Widerspruch hat seine Ursache in der starken Abnahme der körperlichen Aktivität im gleichen Zeitraum. Normalerweise führt ein Rückgang des Fettverzehrs zu einer Gewichtsabnahme. Wenn aber im gleichen Zeitraum der Energieverbrauch durch eine drastisch gesunkene körperliche Aktivität noch stärker zurückgeht, nehmen die Menschen trotzdem zu. Die Gewichtszunahme wäre freilich weit stärker ausgefallen, wenn der Fettverzehr im gleichen Zeitraum noch weiter angestiegen wäre. Energieaufnahme und Energiever-

brauch kann man nicht unabhängig vonein-
ander betrachten.

Warum gibt es in Fettfalle Supermarkt keine Kochrezepte?

Die Menschen empfinden kochen heute als
Zeitverlust und kochen immer seltener zuhause. Mehr und mehr Lebensmittel werden fertig oder halbfertig im Supermarkt
eingekauft. Weil nur noch wenig gekocht,
dafür aber viel fertig eingekauft wird, ist
fettarm Einkaufen im Schnitt viel wichtiger
als fettarm Kochen und Backen. Wie viel
Fett ein Mensch verspeist, entscheidet sich
zu 90 % durch den Einkauf im Supermarkt
und nur zu 10 % durch Kochrezepte. Wer
fettarm essen will, muss fettarm einkaufen.
Wenn Sie jedoch wider dem Trend oft und
gern zuhause kochen, dann empfiehlt Ihnen
Fettfalle Supermarkt das PfundsKur-Kochbuch von Ewald Braden als hervorragende
Ergänzung (siehe *Lesetipps*).

Warum sind in Fettfalle Supermarkt fast nur verpackte Lebensmittel gezeigt?

Weil nur diese Lebensmittel – soweit überhaupt möglich – standardisiert sind. Nur so
lässt sich verbindlich etwas über den Fettgehalt sagen. Die große Mehrzahl aller Lebensmittel im Supermarkt ist heute aus
hygienischen Gründen verpackt. Selbst-
verständlich gelten alle Tipps aus dem Buch
prinzipiell auch für unverpackte Lebensmittel, etwa von der Fleischtheke, vom Metz-
ger oder Bäcker. Aber Rezepturen und Portionsgrößen unterscheiden sich oft deutlich.
Ein Hefe-Puddingteilchen z. B. kann sich
allein in der Größe um mehr als 100 % von
Bäcker zu Bäcker unterscheiden. Gleiches
gilt für den Fettgehalt. Manche Bäcker verwenden für die Puddingherstellung Milch,

andere wieder setzen noch Pflanzenfett oder Sahne zu.

Warum wird in Fettfalle Supermarkt kein Fastfood mit Alternativen vorgestellt?
Richtig ist, dass auch die Menschen in Deutschland immer öfter Fastfood verspeisen. Und weil dieses Thema so relevant ist, gibt es dafür einen eigenen Fastfood-Führer: *Fettfalle Fastfood*. Ein Ratgeber für den Besuch in einem der vielen Fastfood-Restaurants: McDonalds, Autobahnraststätten, Zugrestaurants und Bistros, Burger King, Pommesbuden, Imbisse, Nordsee, Kamps, Ditsch, Gyros & Döner, Pizza Hut, Kochlöffel, Starbucks Coffee, Kaffeebars, Kentucky Fried Chicken, Subway und Wendys. Fettfalle Fastfood zeigt die figurfreundlichen Alternativen, damit Fastfood nicht zum Fettfood wird. Schauen sie am besten unter Lesetipps, dort finden Sie alle Details zu *Fettfalle Fastfood*.

Warum unterscheiden sich die Fettangaben in Kalorien mundgerecht von den Angaben in Fettfalle Supermarkt?
Das kommt durch unterschiedliche Bezugsgrößen. Während *Kalorien mundgerecht* immer eine Portion (mit unterschiedlichen Grammzahlen) zugrunde legt, ist die Bezugsgröße in *Fettfalle Supermarkt* fast immer 100 Gramm. Die Autoren haben diese Bezugsgröße gewählt, weil die Nährwertinformationen, die man zunehmend auf den Packungen findet, die gleiche Einheit (XX g Fett/100 g) tragen. Ausnahmen sind Schokoriegel und andere Lebensmittel, von denen klassischerweise eine sehr genau bemessene Menge (1 Riegel) verzehrt wird. In diesem Fall ist im Buch der Fettgehalt pro Riegel angegeben.

Machen Kohlenhydrate überhaupt nicht dick?

Unter normalen Umständen ist es tatsächlich so. Die Menschen in Westeuropa werden deshalb dicker, weil sie Tag für Tag etwas mehr Fett essen, als der Körper verbrennen kann. Dieses Fett wird gespeichert und summiert sich über Monate und Jahre zu stattlichen Fettpolstern. Die Kohlenhydrate, die in der gleichen Zeit gegessen werden, werden in der Regel verbrannt und nicht in Fett umgewandelt. Gleiches gilt für Protein und Alkohol. Wenn jedoch extreme Mengen Kohlenhydrate am Tag verspeist werden, täglich mehr als ca. 500 Gramm, dann kommt es binnen weniger Tage zur Sättigung der Kohlenhydratverbrennung. Mehr als 500 Gramm Kohlenhydrate am Tag schafft der Körper nicht zu verbrennen, es sei denn, wir sind körperlich sehr aktiv. Bei Inaktiven läuft etwa bei dieser täglichen Menge die Kohlenhydratverbrennung über, d.h. alle über 500 Gramm hinaus verspeisten Kohlenhydrate werden in Fett umgebaut und gespeichert. Um 500 Gramm Kohlenhydrate am Tag aufzunehmen, muss man jedoch „Berge" verspeisen: 2,5 kg Kartoffeln, 700 Gramm trockene Nudeln oder trockenen Reis (gekocht mehr als 2 kg), 20 kg Blumenkohl.

Mit konzentrierten Kohlenhydraten ist es etwas leichter, diese Menge zu erreichen: etwa mit ca. 700 Gramm (!) Fruchtgummis oder Lakritz. In flüssiger Form müsste man 4 Liter Limo, Cola, Apfel- oder Orangensaft trinken, um auf ca. 500 Gramm reine Kohlenhydrate zu kommen. Natürlich erreicht man diese Menge auch durch Kombination von „flüssigen" und „festen" Kohlenhydraten, z. B. mit 250 Gramm Kohlenhydraten aus Brot, Müsli, Nudeln, Obst, Gemüse und

Reis plus 2 Liter Apfelsaft oder Limo am Tag.

Isst man von den fettarmen Lebensmitteln nicht viel mehr als von den normalen Sorten?

Wenn man Menschen beliebig von fettarmen Lebensmitteln essen lässt, dann essen sie tatsächlich etwas mehr von diesen Lebensmitteln als vorher. Weil sie aber gleichzeitig weit mehr Kalorien durch den verringerten Fettgehalt einsparen, essen sie unter dem Strich dennoch weniger Kalorien. Ein Beispiel: Wer statt 100 Gramm Weichkäse mit 60 % Fett i. Tr. (= 380 Kalorien) 125 g fettreduzierten Weichkäse mit 30 % Fett i. Tr. (= 268 Kalorien) isst, spart trotz größerer Menge 30 % Kalorien ein. Fettarme Lebensmittel machen pro Kalorie besser satt, als fettreiche (siehe *10 gute Gründe*). Daher essen die Menschen – wenn überhaupt – nur geringfügig mehr und nicht die doppelte oder dreifache Menge.

Erfüllen die Lebensmittel in Fettfalle Supermarkt das Low Fat 30 Prinzip?

Low Fat 30 soll ihnen bei der fettarmen Lebensmittelauswahl helfen. Jedes Lebensmittel, das nicht mehr als 30 % der Kalorien in Form von Fett enthält, darf sich Low Fat 30 nennen. Hier liegt gleichzeitig auch das Problem. Jedes einzelne dieser Lebensmittel darf nicht mehr als 30 % der Kalorien als Fett enthalten. Das macht wenig Sinn. Ein hochwertiges Pflanzenöl z.B., ein fettreduzierter Käse (17 % Fett absolut) und selbst eine deutlich fettreduzierte Margarine (24 % Fett absolut) kann nie das Low Fat 30-Kriterium erfüllen. Was tatsächlich zählt, ist der Durchschnitt aller Lebensmittel, die wir über einen längeren Zeitraum verspeisen.

Im Durchschnitt sollten es nicht mehr als 30 % der Kalorien sein, die aus Fett kommen. Das einzelne Lebensmittel darf auch weit mehr als 30 % der Kalorien als Fett enthalten. Der Mix aus fettfreien, fettarmen und fettreicheren Lebensmitteln sollte die 30 %-Marke erfüllen, nicht das einzelne Produkt.

Warum wird in Fettfalle Supermarkt kein Unterschied zwischen gesättigten und ungesättigten Fetten gemacht?
Für Übergewicht ist es zunächst unerheblich, ob die Fettsäuren aus dem verspeisten Fett gesättigt, einfach ungesättigt oder mehrfach ungesättigt sind. Ungesättigte Fettsäuren aus pflanzlichen Lebensmitteln und Seefischen sind aber günstiger für das Herz-Kreislaufsystem, als gesättigte Fettsäuren aus Lebensmitteln tierischen Ursprungs oder aus gehärteten pflanzlichen Fetten. Es gibt einige Studien, die gezeigt haben, dass Menschen besonders viel (weniger erwünschte) gesättigte Fettsäuren einsparen, wenn sie beginnen, generell fettarm zu essen. Insbesondere bei Wurst, Käse und Milchprodukten werden durch fettärmere Auswahl automatisch besonders viel gesättigte Fettsäuren eingespart. Darum macht es wenig Sinn, durch eine Unterscheidung von unterschiedlichen Sättigungsstufen *Fettfalle Supermarkt* unnötig kompliziert zu machen.

Dürfen übergewichtige Kinder nach den Tipps in Fettfalle Supermarkt essen?
Natürlich dürfen Schulkinder genau wie ihre Eltern alle Fettspartipps ausprobieren. Sind Kinder übergewichtig, so liegt dies oft an fehlender Bewegung und zu viel Fett im Essen. Genau an dieser Stelle setzt ein Trai-

ningsprogramm für übergewichtige Kids von 8 bis 12 Jahren an: Das PowerKids-Programm. Hier läuft alles ohne Diätpläne und starre Vorschriften. Kinder und Eltern spielen das Programm 12 Wochen lang zuhause. Die Kinder führen ein Tagebuch, machen einen Vertrag mit sich selbst, spielen ein Lebensmittel-Quiz, backen Pizza, besuchen ein Fastfood-Restaurant, rubbeln täglich Fettzie-Punkte ab, versuchen weniger Schlaffie-Punkte als zuvor zu sammeln und werden durch Winnie-Punkte und ein Überraschungsgeschenk belohnt. PowerKids ist ein Spiel über 12 Wochen, damit die Kinder spielerisch aus ihrem Übergewicht herauswachsen. Das Programm ist von der Stiftung Kindergesundheit herausgegeben und über die Internetseite www.powerkids.de zum Selbstkostenpreis von € 30,90 zu bestellen (siehe auch *Lesetipps*). Alle Tipps hier im Buch passen hervorragend zu den Empfehlungen im PowerKids-Programm.

Wie viel kann man mit Fettfalle Supermarkt abnehmen?

Das Buch ist kein Abnahmeprogramm im engeren Sinn, sondern ein Ratgeber für den fettarmen Einkauf im Supermarkt. Ein Einkaufs-Ratgeber ist kein komplettes Programm mit Diätplan, Bewegungsprogramm und Verhaltenstraining. Natürlich kann man allein durch fettarmes Einkaufen abnehmen, aber dies geht langsamer als z. B. bei (sinnlosen) Crash-Diäten (mit garantiertem JoJo-Effekt!). Studien haben gezeigt, dass durch fettarme Auswahl eine durchschnittliche Abnahme von 1 – 1,5 kg/Monat zuerzielen ist, bei Männern auch etwas mehr. Gleichzeitig ist fettarmes Essen aber die wichtigste Ernährungsstrategie, um das Gewicht über Jahre zu halten. Wenn dann

noch Bewegung im Alltag und Sport hinzukommen, sind die besten Voraussetzungen
geschaffen, um eine gute Figur über Jahre zu
erhalten.

**Was kann ich machen, um schneller abzu-
nehmen?**
Natürlich können Sie den anfänglichen
Erfolg verbessern, indem Sie ein komplettes
Programm über mehrere Wochen beginnen.
Ein solches Programm beinhaltet – neben
einem fettarmen Einkauf – auch Bewegung
und Sport, ein Training des Essverhaltens
und fettarme Kochrezepte für diejenigen,
die oft noch zuhause selbst kochen. Über
500.000 Menschen haben zuletzt in Baden-
Württemberg und Sachsen an einer Gesundheitsaktion mit dem Namen *PfundsKur*
teilgenommen, die genau diese Programm-
elemente enthält und von der Stiftung
Warentest im Diätentest mit „uneingeschränkt empfehlenswert" bewertet wurde.
Das Programm kann jeder in 10 Wochen zuhause selbst durchführen. Die Anleitung
zur *PfundsKur* gibt es im Buchhandel als
Trainingsprogramm und Kochbuch (siehe
Lesetipps). Zusammen mit *Fettfalle Supermarkt* und *Fettfalle Fastfood* eine hervorragende Kombination. Menschen, die aus me-
dizinischen Gründen abnehmen müssen,
können zusätzlich auch von Medikamenten
zur Gewichtsabnahme oder standardisier-
ten Trinkdiäten profitieren, die im Rahmen professioneller Therapieprogramme
in Arztpraxen oder Therapiezentren eingesetzt werden."

Lesetipps

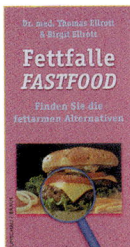

Fettfalle Fastfood –
Finden Sie die fettarmen Alternativen.
Von Dr. med. Thomas Ellrott und Birgit Ellrott.
Umschau Buchverlag 2001
Damit schnelles Essen nicht zur Gefahr für die
Figur wird. Ihr Führer um die vielen Fettfallen
im Fastfood-Dschungel. In bewährter Fettfalle
Supermarkt-Qualität.

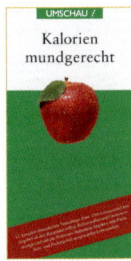

Kalorien mundgerecht.
12. komplett überarbeitete Neuauflage,
Umschau Buchverlag 2003
Das bewährte Nachschlagewerk bietet die Angaben
von über 2.800 Lebensmitteln und Getränken auf
einen Blick: Kalorien/Joule, Kohlenhydrate, Fett,
Eiweiß, Cholesterin, Ballaststoffe und BE-Angaben
für Diabetiker, bezogen auf übliche Portionen.

Die PfundsKur. Lust auf Leben.
Das neue Programm. Mit kombiniertem
Ernährungs- und Bewegungsteil.
Von Prof. Dr. Volker Pudel
und Prof. Dr. Wolfgang Schlicht. Hampp 2003
Das Trainingsprogramm zu Deutschlands
größter Gesundheitsaktion. Stiftung
Warentest: „uneingeschränkt empfehlens-
wert". Ausgabe Baden-Württemberg.

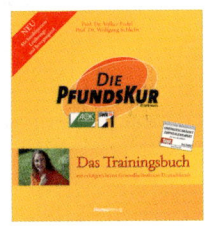

Die PfundsKur. Lust auf Leben.
Das Kochbuch. Mit vielen neuen Rezepten.
Von Ewald Braden. Hampp 2003
Das PfundsKur-Kochbuch 2003
für Baden-Württemberg.
Alltagsrezepte mit viel Geschmack aber
weniger Fett.

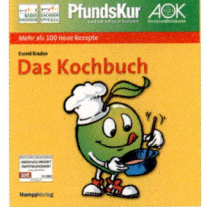

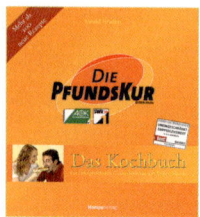

Die PfundsKur. Lust auf Leben.
Das Trainingsbuch.Mit kombiniertem
Ernährungs- und Bewegungsteil.
*Von Prof. Dr. Volker Pudel und
Prof. Dr. Wolfgang Schlicht.* Hampp 2003
Das Trainingsprogramm zu Deutschlands
größter Gesundheitsaktion. Stiftung
Warentest: „uneingeschränkt empfehlens-
wert". Ausgabe Sachsen.

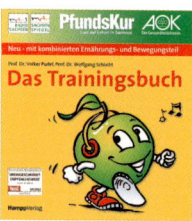

Die PfundsKur. Lust auf Leben.
Das Kochbuch. Mit vielen neuen Rezepten.
Von Ewald Braden. Hampp 2003
Das PfundsKur-Kochbuch 2003 für Sachsen.
Alltagsrezepte mit viel Geschmack aber
weniger Fett.

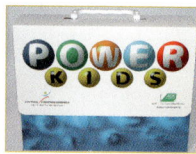

Das PowerKids-Programm
von der Stiftung Kindergesundheit in München.
Ein spielerisches Programm für übergewichtige Kinder von 8 – 12 Jahren zur Selbstdurch-
ührung zuhause. Bei über 25.000 Familien
bereits erfolgreich im Einsatz. Bezug über den
AOK-Verlag bzw. die Internetseite
www.powerkids.de .

Endlich frei von Diäten!
Wie Sie dem Teufelskreis der Schlankheitskuren
entkommen. *Von Prof. Dr. Volker Pudel.* Knaur 2003
Das spannend geschriebene Programm zum lang-
fristigen Wohlfühlgewicht ohne Diätfrust.

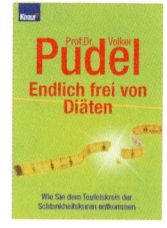

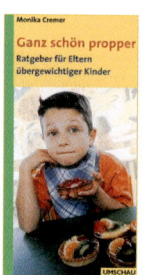

Ganz schön propper.
Ratgeber für Eltern übergewichtiger Kinder.
Von Monika Cremer.
Umschau Buchverlag 2002
Viele Hintergrundinfos für Eltern übergewichtiger
Kinder. Mit diesem Buch können dicke Kinder
mit Spaß abnehmen.